·中医养生重点专科名医科普丛书·

总主编·肖 臻 郑培永

龙华中医谈风湿病

主 编 茅建春 顾军花

副主编 周 珺 朱竹菁 邓予新 田 雨

编 委（以姓氏笔画为序）

王 骁 王慧娟 冯慧均 曲环汝 孙 鼎

李 尊 杨晔颖 张令悦 张冬钰 陈晓云

陈晓旭 陈圆圆 周雯怡 郑殷望 单丽娟

项婷玉 胡令潮 黄海燕 曹左媛 龚 蓓

程蕊琳 戴清漪

U0335044

中国中医药出版社

·北 京·

图书在版编目（CIP）数据

龙华中医谈风湿病 / 茅建春，顾军花主编 . —北京：中国中医药出版社，2018.10

（中医养生重点专科名医科普丛书）

ISBN 978 – 7 – 5132 – 5099 – 3

Ⅰ .①龙…　Ⅱ .①茅…　②顾…　Ⅲ .①风湿性疾病—中医临床—经验—中国—现代　Ⅳ .① R259.932.1

中国版本图书馆 CIP 数据核字（2018）第 153333 号

中国中医药出版社出版

北京市朝阳区北三环东路 28 号易亨大厦 16 层

邮政编码　100013

传真　010-64405750

廊坊市三友印务装订有限公司印刷

各地新华书店经销

开本 710×1000　1/16　印张 8.5　字数 124 千字

2018 年 10 月第 1 版　2018 年 10 月第 1 次印刷

书号　ISBN 978 – 7 – 5132 – 5099 – 3

定价　35.00 元

网址　www.cptcm.com

社 长 热 线　010-64405720

购 书 热 线　010-89535836

维 权 打 假　010-64405753

微信服务号　zgzyycbs

微商城网址　https://kdt.im/LIdUGr

官 方 微 博　http://e.weibo.com/cptcm

天猫旗舰店网址　https://zgzyycbs.tmall.com

如有印装质量问题请与本社出版部联系（010-64405510）

　　中华优秀传统文化是中华民族的突出优势，而中医药学是"中华民族的瑰宝"，是"打开中华文明宝库的钥匙"，"凝聚着深邃的哲学智慧和中华民族几千年的健康理念及其实践经验"，博大精深，简便廉验，已成为中华文化软实力的代表。为了推进中医药文化的普及，增进中国人民乃至世界人民的健康，我们特别编撰了《中医养生重点专科名医科普丛书》。

　　本丛书一共分为 8 本。其中，《龙华中医谈养生》最为重要，具有提纲挈领的作用。此书对中医养生的精髓做了详尽的介绍，具体从中医养生的概念和特点、中医养生学发展简史、中医养生学的基本理论、中医养生的基本原则、五脏养生、情志养生、体质养生、环境与养生、起居作息与养生、睡眠养生、饮食养生、气功养生、针灸经络养生、药物养生、因人养生等方面，论述了中医养生的脉络发展、基本原理与基本方法，既有理论的探索，更注重对大众健康养生方法的指导。

　　另外 7 本分别是《龙华中医谈心病》《龙华中医谈肝病》《龙华中医谈肺病》《龙华中医谈肾病》《龙华中医谈脑病》

《龙华中医谈肿瘤》《龙华中医谈风湿病》。这 7 本书均采取问答体例，重在说明具体各科疾病诊疗过程中应注意的问题，如各科疾病的特征、发病机理、辅助检查资料的解读、西医基础治疗、临床治疗中常见的问题及处理、日常中医养生的方法与注意事项等，偏重实用，重在解决具体问题。

全套丛书既有宏观论述，又有微观内容，理论联系实际，选材精练，专业严谨，对大众养生健康具有较高的参考价值。对于书中的不足之处，欢迎大家提出宝贵的意见和建议，以便再版时进一步完善。最后，希望本套丛书的出版，能使大家强身健体，延年益寿。

肖　臻　郑培永

2018 年 8 月

# 内容提要

　　风湿病是困扰民众的一大类疾病，大多与免疫相关，临床表现多样，治疗手段以中西医结合为优。本书采用自问自答的形式，围绕常见风湿病的病因、诊断、治疗原则、保健、养生、护理、营养、食疗、心理、外治法等方面展开，有利于读者对风湿病知识的初步了解，但具体用药仍需根据病情咨询专科医生。

　　本书力求通俗易懂，具有较高的实用性、科普性，但也不乏科学性，内容涉及现代医学知识及中医知识，还有许多具体临床治疗方法的运用。本书编著者多为长期从事风湿病临床研究的著名教授、主任医师及高年资主治医师。全书涉猎广博，涵盖风湿病各方面内容，适合需要了解风湿免疫病相关知识的读者阅读，对基层医生也是一个较好的科普读物。

目录

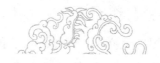

第一章　风湿免疫话基础

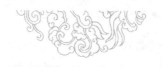

1 什么是风湿病

风湿（rheuma）一词起源于古希腊，公元前 4 世纪，《希波克拉底文集》有关人体解剖一文中提到：人的体液由于湿冷而下注于四肢、内脏引起疼痛的疾病，即为风湿。与此同时，公元前 5 世纪，在我国《黄帝内经》出现了"风寒湿三气杂至，合而为痹"的记载，认为风、寒、湿等外邪可以引起骨骼、皮肤、肌肉、筋脉不利而疼痛，日久可累及内脏。随着中西医学不断交融，发现两者存在共通性，故而将 rheuma 翻译为风湿。从广义上说，凡是引起骨关节、肌肉疼痛的疾病都可以归属于风湿病。但随着现代医学的不断发展，人们对风湿病的认识已发生了巨大的变化。

我们这里所讲述的风湿病，主要是一大类有关节、肌肉等临床症状及病变，与机体的免疫功能异常相关联的疾病，故而西医也将这一类疾病称作自身免疫病，它包含了许多种疾病，如系统性红斑狼疮、类风湿关节炎、干燥综合征、强直性脊柱炎等，同时也有些跨学科的疾病，诸如痛风、骨关节病、产后风湿等。对于老百姓而言，风湿病这个说法更容易接受。随着医学研究的不断进展和对风湿病研究的不断深入，风湿病已得到了越来越多人的重视，用于治疗风湿病的手段也越来越多，风湿病的预后已得到了极大的改善，但是还有许多未知领域等待着探索，许多未解的难题等待攻克。

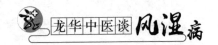

2 风湿病主要包括哪几类疾病

现代风湿病全称为风湿性免疫病,因此,除了我们传统意义上知道的以关节疼痛、周身酸痛为症状的疾病外,还包含了因免疫系统出现异常而引起的疾病。风湿病大致分为 10 大类,包括 100 多种疾病,现简要介绍如下:①弥漫性结缔组织病包括类风湿、幼年类风湿关节炎、系统性红斑狼疮、多发性肌炎与皮肌炎、坏死性血管炎及其他血管炎、干燥综合征、重叠综合征及其他(包括风湿性多肌痛、脂膜炎、嗜酸性筋膜炎)。②与脊柱炎相关的关节炎包括强直性脊柱炎、赖特综合征、关节炎、慢性炎症性肠病相关的关节炎等。③退行性关节病包括骨关节炎等。④与感染因素有关的关节炎包括细菌、病毒、真菌、寄生虫等直接感染引起的关节炎和间接感染引起的反应性关节炎等。⑤伴有风湿性疾病的代谢或内分泌疾病包括痛风性关节炎、假性痛风、淀粉样变等。⑥肿瘤包括滑膜瘤、骨软骨瘤等。⑦神经血管疾病包括神经病变性关节炎、腕管综合征、椎管狭窄等。⑧伴有关节表现的骨、骨膜及软骨疾病。⑨非关节性风湿病包括纤维织炎、肌腱炎、筋膜炎等。⑩其他有关节表现的疾病包括复发性风湿病、结节病、结节性红斑等。

3 关节痛是不是风湿病

现代医学的风湿病泛指侵犯骨关节及其周围软组织,如肌腱、滑囊、筋膜等的一组疾病。按美国风湿病联合会命名与分类委员会 1983 年修订的风湿性疾病分类体系,风湿病被分为 10 大类,包括 100 多种疾病。疼痛是风湿病的主要症状之一,其中尤以起源于关节及其附属结构的疼痛最为常见,也是导致功能障碍的重要原因。除关节痛外,大多数风湿病还有肌肉酸痛、血管炎及各种皮肤损害,一些系统性的风湿病还有各脏器受累的表现。此外,关节痛还可见于其他如化脓性关节炎、骨结核、骨肿瘤、血液系统恶性肿瘤等疾病,因此关节痛虽是风湿病的主要症状,但二者之间不能画等号。

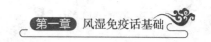

4 出现哪些症状提示可能患有风湿病

风湿病的症状各种各样，千变万化，当某些症状出现后反复不能缓解，就要考虑风湿病的可能了。常见症状：①发热是常见的风湿病的症状，可为低热、中等程度发热、高热，往往可表现为不规则的发热，应用抗生素无效或效果不佳。②疼痛是风湿病的主要症状，也是导致功能障碍的重要原因，风湿病的疼痛中，来源于关节及其附属结构的疼痛最为常见，然而肢体和躯干部位的疼痛也可见于内脏和神经系统病变，关节痛、颈肩痛、腰背痛、足跟痛往往是风湿病的主要表现，有时还伴有关节的肿胀。③皮肤黏膜症状表现可有皮疹、光敏感、口腔溃疡、外阴溃疡、眼部症状、网状青紫、皮肤溃疡等。④雷诺现象：指（趾）端遇冷或情绪激动时出现发白，然后发紫、发红或伴有指（趾）端的麻木、疼痛，严重的可有皮肤溃破。⑤伴有肌肉疼痛、肌无力等。⑥系统损害表现在某些风湿病特别是自身免疫性结缔组织病，如系统性红斑狼疮、类风湿关节炎等可有多个器官的损害，表现为心脏损害可见心悸、胸闷、气急等症状；肾脏损害可见尿少、浮肿、泡沫尿等症状；血液系统损害可出现贫血、白细胞减少等症状；呼吸系统损害可见气急喘促、胸痛等症状；消化系统损害可出现腹痛、恶心、呕吐、尿黄、皮肤发黄等症状。出现疑似风湿病症状时，大家千万不可大意，应及时就医。

5 风湿病与免疫功能异常有什么关系

风湿病的诊断一般是依据患者的症状、体征、免疫学检查及其他临床检查所做的综合分析。随着医学科学的发展，人们对这类疾病的认识逐渐加深，发现这类疾病的发生发展多与机体的异常免疫应答相关，免疫学检查在这类疾病的诊断中起十分重要的作用，免疫治疗是这类疾病的一种重要的治疗手段。因此，风湿病与免疫功能的关系极其密切。

6 什么是未分化性结缔组织病（UCTD）

很多人认为未分化性结缔组织病（UCTD）就是系统性红斑狼疮，且难以治愈，其实不然，未分化结缔组织病（UCTD）是指具有某些结缔组织病的临床表现，但又不符合任何一种特定疾病的诊断标准。它可能属于某一种弥漫性结缔组织病的早期阶段，正如胎儿在母亲体内尚未成形一样。对于有些人，可能就戛然而止于这个状态，但有些人可能会成形于具体的某种结缔组织病（比如系统性红斑狼疮）。UCTD 发病年龄多在 18 ～ 67 岁之间，以育龄期女性多见。对于处于这种阶段的患者，有些人可能会止于这个程度，但另外有一些人，病情可能会发展。因此，在发现疾病的初期需要积极控制，让疾病维持于稳定的阶段。同时，对于结缔组织疾病的治疗，和糖尿病、高血压病等其他疾病一样，应以尽量控制病情为主要目的。

7 混合性结缔组织病（MCTD）是什么

如果说未分化性结缔组织病是指胎儿未成形时，那混合性结缔组织病就相当于孩童在成长过程中通过接触社会逐渐形成多样的性格。它是指一种同时或不同时具有系统性红斑狼疮（SLE）、多发性肌炎（PM）、硬皮病（SSc）、类风湿关节炎（RA）等疾病的混合表现，血中有高滴度效价的斑点型 ANA 和高滴度 U1RNP 抗体的疾病。混合性结缔组织病（MCTD）主要表现为雷诺现象、手指肿胀、皮疹、关节及肺部损害等病变，血中可检测到高滴度抗核抗体（ANA）及抗 U1 核糖核蛋白（U1RNP）抗体。MCTD 能否作为一个独立的疾病存在？这个问题在国内外的学者中还存在很大的争议，近年来的报道从基因、血清学和临床方面提供了足够的证据，支持 MCTD 为独立的疾病。

8 抗核抗体阳性就一定是风湿病么

自身抗体是指能与机体正常组织成分或改变了的组织成分起反应的抗体。自身抗体的存在并不都提示患有疾病，如 5% 左右正常人群中类风湿因子为阳性，老年人群可能由于多种外来抗原的长期刺激，类风湿因子阳性者比一般人高。自身抗体可以是器官特异性的，如抗甲状腺球蛋白抗体、抗胃壁细胞抗体、抗精子抗体等；也可以是非器官特异性的，如系统性红斑狼疮中的抗核抗体，可与很多不同器官或组织细胞核结合。自身抗体能否致病，关键在于正常的免疫调节是否得以维持。正常人体可以测得抗甲状腺球蛋白及 DNA 抗体，细菌感染中的脂多糖体亦可刺激某些自身抗体的产生，但在正常免疫调节下，这些自身抗体维持不久，最终会消失而不致病。

⑨ 抗"O"滴度增高能诊断为风湿热吗

抗"O"（抗链球菌溶血素 O，ASO）滴度增高只能说明有链球菌感染史，而不能诊断为风湿热。虽然风湿热与 A 组溶血性链球菌感染有密切关系，但并非链球菌的直接感染所引起。因为风湿热的发病并不是在链球菌感染的时候，而是在感染之后，感染 1～4 周发病。近年来，发现溶血性链球菌含有与人体心肌、心瓣膜相类似的交叉抗原。一些具有特殊反应的人，在链球菌感染后产生的抗体，不仅作用于链球菌，也作用于人体心肌和心瓣膜，从而引起炎症反应，罹患风湿热。但人体感染了链球菌并不都会得风湿热，能导致风湿热发生的链球菌感染，必须是上呼吸道感染所致。

⑩ 血沉、CRP 高是风湿病活动吗

风湿病病情的变化除了体现为临床症状的加重，还有一些指标可以很好地提示疾病的活动性，如血沉、CRP 的升高在一定程度上表示着病情的活动度增高。然而血沉、CRP 等容易受体内激素水平、细菌感染等其他因素影响。所以在判断疾病活动度时应注意结合患者的临床症状及其他检查综合考虑。

⑪ 哪些风湿病会出现间质性肺病

风湿性疾病常常合并间质性肺炎，特别是类风湿关节炎（RA）、干燥综合征（SS）、系统性红斑狼疮（SLE）、皮肌炎／多肌炎（PM/DM）和系统性硬化病（SSc）等均可有呼吸系统受累。当患者出现渐进性劳力性气促、干咳等症状时，要注意间质性肺病的可能，体征有双下肺吸气末捻发音或湿啰音、杵状指。肺 HRCT（高分辨率体层摄影）可清楚地显示肺内的细节表现。

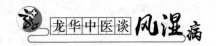

12 反复流产也可能和风湿免疫疾病有关吗

复发性流产是一种常见的妊娠相关疾病，免疫紊乱也是可能导致复发性流产的重要原因，其主要原因在于风湿免疫病患者多伴有自身抗体的存在，部分抗体会引起胎盘绒毛微血栓的形成，从而导致复发性流产的发生。比如在 SLE 患者的各种自身抗体中，与复发性流产关系明确的有抗心磷脂抗体、抗 β2-GP1 抗体、抗 SSA 抗体、抗 SSB 抗体。其中抗心磷脂抗体、抗 β2-GP1 抗体会导致胎盘绒毛微血栓形成，此时应辅助阿司匹林或低分子肝素抗凝治疗改善胎盘绒毛血液供应，降低流产率。

13 患了风湿病能怀孕吗

风湿免疫病包括上百种疾病，常见的疾病如类风湿关节炎、强直性脊柱炎、系统性红斑狼疮、干燥综合征、银屑病关节炎、白塞综合征、混合性结缔组织病等。不同的疾病，不同的用药，疾病的不同阶段对生育的影响是不一样的。由于很多患者处于生育年龄，风湿免疫病的有些治疗用药对生殖系统有一定影响，比如服用雷公藤多苷后女性会出现闭经。反应停对胎儿发育会造成影响，而且药物的代谢也需要一定时间，因此建议有生育要求的患者应避免服用上述药物。另外，药物对于男性和女性生育的影响也是有差异的，具体需听从风湿免疫科医生专业指导。

14 风湿病会遗传给下一代吗

越来越多的资料表明，遗传因素与风湿病的关系极为密切。早在 1889 年就有人指出，风湿病常在同一家系中有数名成员发病。此后也有人证实本病家族性发病率较高，父母患过风湿病的儿童，其发病率高于双亲无风湿病的儿童。有关单卵双胞胎的研究认为，其中一个患风湿病，则另一个有 20% 的可能亦将发病。因此在对风湿病患者做了大量的研究之后，有的学者认为风湿病的易感性与常染色体的隐性基因有关，但并未得到其他学者的进一步证实。另一项对 40 对双卵双胞胎的研究，只有 2 对有风湿病的相同病史。因此，

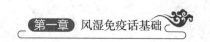

认为风湿病属遗传性疾病尚缺乏足够的证据。

15 为什么说关节炎患者能预报天气

　　许多关节炎患者，在下雨或暴风雪来临前，常感到关节疼痛加重而能预报天气的变化，甚至像气象预报那样准确，这是为什么呢？正常人在湿度增加，气压降低时，细胞内的液体渗出，导致尿量增加。当湿度降低，气压升高时，液体就潴留在体内的组织间隙中。这种液体的转移是机体细胞对外界环境发生变化时的一种适应手段。而有炎症的关节，病变组织不能随天气的变化而排出液体，致使有炎症的关节局部细胞内的压力较之周围组织高，从而导致疼痛加重和局部肿胀，因此可使患者先人一步知道天气的变化。

16 中医是如何认识风湿病的

　　中医学关于"风湿病"的称谓，自古有之。长沙出土的《五十二病方》中即有记载，《神农本草经》中记载"风湿"有26处之多。历代著作中关于风湿的论述更是不胜枚举。凡提到"风湿""痹证""痹病""某痹"均属于中医风湿病范畴，其含义大致有三：一是指病因；二是作为病名而称；三是指病位。因此，风湿病在中医学中的概念是指因风寒湿热等外邪侵袭，或人体脏腑功能失调，气血虚弱，内生痰浊、瘀血或热毒，出现以肢体、关节、肌肉、筋骨疼痛、重着、麻木、酸楚、肿胀、僵直、变形及活动受限或累及脏腑为主要特征的一大类病证。

17 风湿病和中医风湿有哪些区别和联系

　　由于中医学和现代医学从起源、思维方式、认识论等多方面存在差异，导致对风湿病的病因、治疗等方面的认识是有区别的。风湿病在中医被统称为"痹证"，主要指的是肢体关节肌肉疼痛的一类疾病。其病因主要是"风"和"湿"。中医治疗风湿病方法多样，有中药内服外洗、针灸理疗等，其原则不外乎祛风除湿。西医认为风湿病是由免疫反应、遗传因素、感染、内分泌因素所致的一组侵犯关节、骨骼、肌肉、血管及有关软组织或结缔组织为主的疾病，其中多数为自身免疫性疾病。发病多较隐蔽而缓慢，病程较长，且大多具有遗传倾向。诊断及治疗均有一定难度，血液中多可检查出不同的自身抗体，可能与不同 HLA 亚型有关，对非甾类抗炎药（NSAID），糖皮质激素和免疫抑制剂有较好的短期或长期的缓解性反应。两种理论下对风湿病的认识有一定重叠，但很难完全符合。

18 平时怎样预防风湿病呢

　　中医强调治未病，是因为预防疾病的发生非常重要。平时我们应注意一下几个方面：①加强锻炼，增强身体素质。经常参加体育锻炼或各种健康活动，强健体魄，提高抗病能力及防御风寒湿邪侵袭的能力。②要避免受寒、淋雨和受潮，关节处要注意保暖，不穿湿衣、湿鞋、湿袜等；夏季暑热，不要贪凉受凉，暴饮冷饮等；秋季气候干燥，但秋风送爽，天气转凉，要防止风寒侵袭；冬季寒风刺骨，注意保暖是最重要的。③注意劳逸结合。过度劳累，正气易损，风寒湿邪可乘虚而入，因而平时应劳逸结合，饮食有节，起居有常，不妄劳作，活动与休息适度是很重要的。④保持正常的心理状态。有一些患者是由于精神受刺激，过度悲伤，心情压抑等而诱发本病的；而在患病之后，情绪的波动又往往使病情加重，这些都提示精神（或心理）因素对疾病有一定的影响，因此保持正常的心理状态，对维持机体的正常免疫功能是重要的。⑤预防和控制感染。有些风湿病是在患了扁桃体炎、咽喉炎、鼻窦炎、慢性胆囊炎、龋齿等感染性疾病之后而发病的，这是由于人体对这些感染的病原体发生了免疫反应而引起本病的，所以预防感染和控制体内的感染病灶也是非常重要的。

19 风湿科常用西药有哪些

　　风湿病的治疗药物按其适用范围可分为通用药物和专用药物两大类。专用药物只适用于个别疾病，例如别嘌呤醇、秋水仙碱等药物专治痛风。通用药物适用于多种风湿病，目前治疗慢性炎症的通用药物很多，按化学结构和药理作用特点可分为激素、非甾体抗炎药物（NSAID）、慢作用抗风湿药

（SAARD）、免疫抑制剂和免疫调节剂、生物制剂等。

20 每次关节疼痛就用消炎止痛的药会不会上瘾？副作用那么大，可以不用吗

首先说明一下，一般止痛药大体可分三类。一类是解热止痛抗炎药，又称非甾体类抗炎药，止痛作用比较弱，没有成瘾性。第二类则是中枢性止痛药，以曲马多为代表，是人工合成的中枢性止痛药，主要用于中等程度的各种急性疼痛及手术后疼痛等。第三类是麻醉性止痛药，以吗啡、杜冷丁等阿片类药为代表，这类药物止痛作用很强，但反复使用会成瘾。一般在风湿免疫疾病中，由于局部关节或软组织有炎症形成，故产生疼痛。因此，在选择止痛药时，基本会选用第一类抗炎药。通过对炎症的抑制从而产生止痛效果，因此可以说是对"因"治疗，而不仅仅是对疼痛的改善。但当然也需要考虑药物的副作用，患者自身不能随意使用，需要在医生建议下合理使用。

21 关节炎患者能服药酒吗

酒性辛温走窜，有祛风散寒、舒筋活血的作用，用酒将治疗风寒湿痹之有效中药进行炮制，则药力借酒力通达四肢关节，使气血行而风湿除，筋骨强而痹病愈。长期饮用对治疗慢性风寒湿性关节炎有较好疗效，但对于阴虚有热或外感风热或风湿热痹以及高血压、孕妇等均应禁服，还应注意药酒内不要兑入其他酒类。除内服外，一些药酒还可外擦患部，或加点穴按摩，或加用小木棒叩击，亦有一定疗效。

22 激素在风湿免疫疾病中的应用如何

类固醇激素类药物具有很强的抗炎和免疫抑制作用，但长期大剂量应用会引起机体代谢紊乱，产生多种不良反应，因而不作为常规的抗风湿药物使用，但对大多数弥漫性结缔组织病，如系统性红斑狼疮、多发性肌炎、皮肌炎等能有效控制病情，常常作为控制病情急剧恶化的首选药。

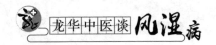

23 风湿病患者病情好转后，能否立即停用激素

各种风湿病一般应用强的松等激素均有较好疗效，原则上已使用激素超过3天的患者即使病情明显好转也不应当立即停用。在减量问题上，由于不同风湿病临床表现的复杂性及个体对激素反应的差异，难以有统一的减量模式，何时开始减量，如何减到小剂量，需要根据病情，因人而异。通常必须在医生指导下进行，切勿自行随意减量或停服，以免产生不良后果。对有些风湿性疾病如系统性红斑狼疮等，通常需较长时间甚至终身服用糖皮质激素，因而减量的目的还在于寻找能够控制病情的最小维持剂量，以期将激素不良反应减到最小。若长期应用激素难以减量或减量过程中病情反复，则应在医师指导下选用或及早加用免疫抑制剂。

24 长期使用激素的副作用有哪些？如何防治

激素常见的副作用有：激素性肌病、感染、激素性糖尿病、消化道溃疡、类固醇性精神症状、电解质紊乱、骨质疏松。为减少使用激素的副作用，可在服用激素的同时注意配合应用胃黏膜保护剂（防止消化道溃疡发生），补钙（使用钙片配合骨化三醇或阿尔法骨化醇防治骨质疏松）；如激素用量较大时应注意监测血糖及血电解质，如发现血糖异常升高应配合降血糖治疗，血钾降低应适量补钾（如使用枸橼酸钾、氯化钾缓释片等药物）；如有感染发生，应尽早及时发现和控制感染。

25 什么是免疫抑制剂

免疫抑制剂是对机体的免疫反应具有抑制作用的药物，能抑制与免疫反应有关细胞（T细胞和B细胞等巨噬细胞）的增殖和功能，能降低机体免疫反应。免疫抑制剂主要用于器官移植抗排斥反应和自身免疫病等。其具有很强的免疫抑制作用，毒性较强，尤其是骨髓毒性。常用的免疫抑制剂有：甲氨蝶呤（MTX）、来氟米特（LEF）、硫唑嘌呤（AZa）、苯丁酸氮芥、环磷酰胺（CTX）。环孢素是作用很强的免疫抑制剂，且有骨髓毒性较小的优点。

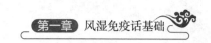

26 生物制剂有哪些？什么情况下需要使用

治疗风湿病的生物制剂种类较多，目前研究较多的有肿瘤坏死因子阻滞剂、白介素 –1 阻滞剂（anakinra）、白介素 –6 阻滞剂（tocilizumab）、选择性 T 细胞共刺激因子（abatacept）及抗 CD20 单抗（rituximab）等。当经过激素、非甾体抗炎药物、慢作用抗风湿药、免疫抑制剂等药物治疗仍无法控制疾病的病理进展时，医生会根据患者的身体状况、疾病活动程度、经济因素等选择是否使用生物制剂。

27 哪些风湿病患者可以使用膏方

膏方是在中医理论的指导下，为预防及治疗疾病的需要，以一般中药饮片为基础，配以高档的中药材为主的细料加工制成的一类制品。风湿性疾病的患者体质一般以脏腑阴阳亏虚、气血不足为主，而且患者因病情需要常用到激素和免疫抑制剂，从而使患者抵抗力下降，膏方的使用可以调整患者免疫功能，不仅可以改善患者的临床症状，而且可以增强患者的抵抗力，可以减少强直性脊柱炎、类风湿关节炎、干燥综合征、产后风湿等的复发。

第二章 外治疗法促康复

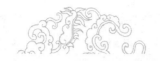 中医外治法从何而来

中医治疗疾病的方法很多，广义上可以分为内治法与外治法。其中内治法是指通过内服药物治疗疾病的方法；外治法是指运用非口服药物的方法，通过刺激经络、穴位、皮肤、肌肉、筋骨等以达到防病治病的一种传统医学疗法。其实，外治法起源早于内治法。早在远古时代，当人们生活在"茹毛饮血"的环境中时，有意无意地对各种原因所致的伤痛进行不断抚摩，并使伤痛逐渐减轻时，最早的推拿按摩便由此而生；当人们发现钻木取火，发现烤火具有祛寒止痛的作用时，产生了最早的熨烫疗法。到了秦汉时期，《黄帝内经》又对外治法中的针刺疗法做了大量的论述，并逐步形成了独立完整的体系；至晋元时期，随着灸法的不断发展，针灸逐渐形成了一门独立的专科体系；中华人民共和国成立后，随着现代科技的发展，借助光、电、磁等现代科学手段，将中医外治法与现代科技相结合，使中医外治的范围进一步扩大，临床疗效也得到了进一步的提高。

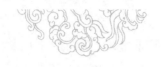 中医外治法治疗痹证的作用机理是什么

吴师机在《理瀹骈文》中指出："外治之理，即内治之理，外治之药，亦

即内治之药，所异者，法耳。"中医外治法通过体外给药作用于体表，起到就近驱邪、内病外治、调整脏腑治疗疾病的作用，在痹证治疗中发挥着重要的作用。外治法分为两大类，即药物疗法和非药物疗法。非药物疗法与脏腑经络腧穴有着密不可分的关系，通过针灸、推拿、刺络等非药物疗法，直接作用于体表特定穴位与经络，引起局部气血变化，通过对不同经络腧穴的影响，对内在脏腑或是病变部位产生调节作用，进而达到治疗疾病的目的。药物疗法则是在中医整体观念及辨证论治体系的指导下，采用不同的方式将药物通过经络传导、皮肤黏膜吸收来达到治疗作用。中医外治法能与内治法并重、并行，弥补内治法的不足。

③ 风湿病的中医外治法有哪些

风湿病的中医外治法有针刺、灸法、温针、电针、神灯治疗仪（TDP）、拔罐、推拿、中药熏蒸（洗）、敷贴（包括三伏贴及三九贴）、涂擦、蒸气浴、中医定向透药等。

④ 中医外治法适合哪些风湿疾病呢

主要包括类风湿关节炎、强直性脊柱炎、骨关节炎、颈腰椎退变性疾病、产后风湿病、复发性口腔溃疡、骨质疏松、风湿性多肌痛、纤维肌痛综合征、间质性肺炎、痛风、雷诺病等风湿性疾病及免疫失调类疾病。

⑤ 风湿病适合冬病夏治吗

很多人会问风湿病适合冬病夏治吗？答案是非常肯定的。中医认为，风湿病的发病与风寒湿痰瘀等邪气痹阻经络骨节，机体气血阴阳失调有关，具有遇寒、遇风、遇湿、遇劳加重，冬重夏轻的特点，并常伴有气血不足、阳气亏虚等表现。因夏季是一年中阳气最旺盛的时期，人体阳气亦有欲盛欲旺之势，此时应充分顺应时令，借助外界阳气而温通人体阳气血脉、祛湿散寒、活血通络，可以病缓治本，纠正体质，从而对风湿病的治疗或预防达到事半功倍的效果。

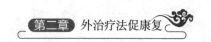

6 为什么要选择"三九敷贴"治疗呢

《黄帝内经》认为人与自然是和谐统一的整体。四时之气,春为发陈,夏为蕃秀,秋为荣平,冬为闭藏。三九天是冬季最寒冷的时间,也是人体阳气最弱的时候,此时人体阳气敛藏,气血不畅,毛窍闭塞,此时诸多疾病容易侵犯,如果在此时运用三九敷贴疗法,通过外用药物直接刺激穴位或透皮吸收,使局部药物浓度高于其他部分,作用直接,达到温通经络、温阳益气、补肾散寒、活血通络等目的。三九敷贴在治病的同时可以提高人体免疫力,鼓舞人体阳气,共奏治病、养生等多重功效。可与内治并行,内外合治,对许多沉疴痼疾常能起到显著的疗效。

7 哪些风湿病针灸治疗效果比较好

针灸有很好的止痛效果,其中治疗效果比较好的是强直性脊柱炎、产后风湿、类风湿关节炎、风湿性多肌痛、脊柱关节病以及其他风湿病所引起的各种痛症及伴随症状,也包括神经痛、内脏痛。实验研究表明,针刺止痛与促进人体镇痛物质的分泌、提高痛阈、解除肌肉痉挛、促进局部微循环有关。而强直性脊柱炎、产后风湿、类风湿关节炎、风湿性多肌痛和脊柱关节病都有不同程度的肌肉关节疼痛,因此针灸治疗效果比较明显。

8 针灸治疗风湿病的疗程是多久

风湿病大多都是慢性病,因此针灸治疗的疗程要比一般的疾病长。有些风湿病有发作期和缓解期之分,发作的时候开始治疗,病情缓解后不能马上停止治疗,否则容易导致病情反复。一般针灸治疗 10 次为一个疗程,风湿病患者治疗则以 3 个疗程为一个周期,一个周期治疗后可休息 1～2 个月再进行下一个周期的治疗。另外建议风湿病患者除了在夏季进行冬病夏治外,冬季也应予以相应治疗,冬季气候寒冷,经络气血遇寒运行不畅,容易导致风湿病症发作,冬病冬治能减少疾病的发作,改善病情。

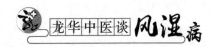

⑨ 艾灸治疗风湿病有什么作用

艾灸近年来越来越成为人们养生的热门项目，艾灸产生于中国远古时代，是用艾叶制成的艾灸材料产生的温热刺激人体的穴位或者特定部位，调整人体的各种生理功能，从而达到防病治病目的的一种治疗方法。风湿病很多都是由于感受风邪、湿邪、寒邪引起的，而艾灸具有很好的祛湿散寒作用，同时还能活血行气，补充体内的阳气，长期艾灸除了能防病保健，还能延年益寿。

⑩ 有哪些穴位风湿患者可以自行在家艾灸或者按摩

可祛风止痛的穴位：风池、天柱、外关、后溪、风市等。可温经止痛的穴位：后溪、昆仑、命门、关元、神阙等。可祛湿化痰的穴位：中脘、足三里、阴陵泉、委中、太溪等。可清热止痛的穴位：大椎、曲池、内庭等，若是虚热证可用三阴交、照海、曲泉等。可益气养血的穴位：膻中、中脘、气海、足三里等。可活血化瘀的穴位：膈俞、血海、三阴交等。

⑪ 风湿患者针灸或者拔火罐后有什么需要注意的吗

一般患者艾灸或者拔火罐过后 1～2 个小时内不要洗澡碰水，而风湿患者应比一般患者时间再长点，尽量 2～3 小时内不要碰水。因为风湿患者大多与感受风、湿、寒邪有关，艾灸和火罐有助于祛除体内风寒湿邪气，但治疗之后患者的毛孔张开，这时候非常容易有风寒湿邪再次进入体内，因此治疗过后要注意保暖，不能马上洗澡。另外艾灸过后可以补充些温水，在饮食上也不要过食生冷，最后要保持良好的情绪以达到最佳的疗效。

⑫ 哪些风湿病患者不适合艾灸

大多数风湿病患者都适合用艾灸进行治疗，以下几种情况除外。

①风湿患者正在发高烧时不适宜艾灸，低热可适当艾灸，具体情况由医生来判断。②伴有高血压的患者血压过高的情况下不适合艾灸。③合并心脏

疾病时，若有严重的心动过度、心悸等情况下不适合艾灸。④风湿病患者因各种原因引起的咯血、吐血、咳血时不能艾灸。⑤有传染性皮肤病时不能艾灸。⑥对艾叶过敏的患者不宜艾灸。⑦患者过饱、过饥、过劳、醉酒、大怒、大恐、大惊的情况下也不宜艾灸。

第三章 类风湿关节炎

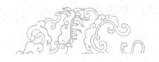 什么是类风湿关节炎

类风湿关节炎是一种病因未明的慢性的以炎性滑膜炎为主的系统性疾病。其特征是以手、足小关节的多关节、对称性、侵袭性的关节炎症，经常伴有关节外器官受累及血清类风湿因子阳性，可以导致关节畸形及功能丧失。

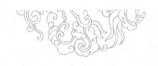 什么叫晨僵？为什么类风湿关节炎患者会出现晨僵

类风湿关节炎患者早晨起床后，手发僵、握拳困难，活动后好转，在医学上称这种现象为晨僵。晨僵是类风湿关节炎非常突出的一个临床表现，晨僵持续时间的计算，应从患者清醒后开始活动算起，到患者晨僵明显减轻时为止，通常以分钟计算。出现晨僵的原因是由于在睡眠或运动减少时，水肿液蓄积在炎性组织，使关节周围组织肿胀所致。患者活动后，随着肌肉的收缩，水肿液被淋巴管和小静脉吸收，晨僵也随之缓解。因此，只要受累关节活动减少或维持在同一位置较长时间均可以发生，白天也可出现关节发僵。随着类风湿关节炎病情的缓解，晨僵持续时间缩短，程度可以减轻，所以，晨僵是反映全身炎症严重程度的一个很好的指标。

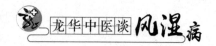

3 类风湿因子阳性就代表类风湿关节炎吗

常有患者看到化验单上结果显示类风湿因子阳性，就认为自己得了类风湿关节炎，这是把问题看得太简单了。因为，第一，严格说类风湿因子不应只报告阳性或阴性，而应该报告具体数值。每个医院的化验室应该有自己的阳性判断标准，不报告具体数值的类风湿因子阳性没有参考价值，反会误导诊断。一般而言，类风湿因子超过正常值三倍以上才有价值。第二，正常人也有 5% 左右类风湿因子阳性，老年人阳性率更高些，达 10% 左右。第三，类风湿因子阳性除见于类风湿关节炎外，还可见于病毒感染如肝炎，慢性感染如结核、细菌性心内膜炎，以及其他自身免疫性疾病如干燥综合征、系统性红斑狼疮、混合性冷球蛋白血症等许多疾病。因此不能仅凭类风湿因子阳性就诊断类风湿关节炎。

4 类风湿因子（RF）越高说明病情越严重吗

RF 在类风湿关节炎（RA）患者中常呈阳性，持续高滴度常提示 RA 的活动性，且骨侵蚀发生率高，常常会伴有皮下结节或血管炎等全身并发症。需要注意的是高滴度表明的是患者病情不易控制，或者容易出现系统损害，常提示预后不良。

5 风湿性关节炎与类风湿关节炎是一个病吗

不是。两种疾病之间有很大差别。

首先，发病情况不同，风湿性关节炎初发年龄以 9 ～ 17 岁多见，男女比例相当；类风湿关节炎以中年女性多见。其次，病因不同，风湿性关节炎是链球菌感染造成；而类风湿关节炎是多种原因引起的关节滑膜的慢性炎症。再次，症状不同，风湿性关节炎常见累及大关节（膝关节、肘关节等），不造成关节的畸形，还有环形红斑、舞蹈症、心肌炎的症状；类风湿关节炎往往侵犯小关节（尤其是掌指关节、近端指间关节、腕关节），也会侵及其他大小关节，晚期往往造成关节的畸形，还可出现类风湿结节和心、肺、肾、周围

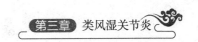

神经及眼的内脏病变。

另外，实验室检查不同，风湿性关节炎抗O高；类风湿关节炎往往类风湿因子高，抗环瓜氨酸抗体（CCP）、抗角蛋白抗体（AKA）会出现阳性。还有，治疗不同，风湿性关节炎以消除链球菌感染为主，同时对于关节疼痛、心肌炎等进行相关处理；类风湿关节炎以防止关节破坏，保护关节功能，最大限度提高患者的生活质量为目标，用药上及早应用慢作用抗风湿药，出现内脏并发症时进行相关治疗。最后，预后不同，风湿性关节炎治疗后关节无变形遗留；类风湿关节炎晚期会出现关节畸形。

6 回纹型关节炎和类风湿关节炎怎么区别

"回纹"是用来形容症状快速出现和消失的特点，每次发作以单个或少数几个关节急性开始，可在几个小时内达到高峰，关节疼痛明显，持续数小时至数天，但很少超过一周，发作间期关节完全正常，血液检查和影像都不能发现问题。而类风湿是多个小关节对称性慢性起病，血液检查常能查到RF、CCP抗体，病久X线也能发现骨质损害。

7 如何判断类风湿关节炎处于活动期还是缓解期

判断类风湿关节炎是否处于活动期有许多方法，较为简单的方法如下：①休息时关节痛超过4～5个以上关节；②晨僵持续60分钟以上；③5个以上关节肿胀；④关节压痛数超过5个；⑤血沉：男性大于25mm/h，女性大于30mm/h。一般来说，具备上述5项中的4项或4项以上者，即可称为类风湿关节炎的活动期。

8 为什么类风湿关节炎患者要定期到医院检查

类风湿关节炎患者要定期到医院检查有两方面原因：第一，类风湿关节炎是一种长期不愈而又复杂多变的疾病，在治疗过程中一定要随时结合病情的变化，定期检查类风湿因子、C反应蛋白、血沉、X线、B超等，以评价疾病是否活动及其活动程度；骨关节破坏是否进展以及治疗的效果，如疗效不佳，应考虑及时改用其他药物或联合用药，以免延误病情，失去治疗的最好时机；第二，治疗类风湿关节炎的药物可产生各种各样的副作用，如恶心、呕吐、食欲不振、胃出血、白细胞及血小板减少、肝肾功能损害、皮疹、生殖系统损害等，长期应用还可出现视网膜病变，肺、肝纤维化等。因此，有必要定期到医院进行有关检查，调整药物剂量或种类，达到副作用最轻、疗效最好的治疗目的。

❾ 类风湿关节炎会遗传吗

类风湿关节炎会像遗传病一样传给下一代吗？这是很多类风湿关节炎患者所关心的问题。早期家系调查和孪生子患病率的研究发现，类风湿关节炎的发病有轻微的家族聚集倾向和孪生子共同患病的现象，提示遗传因素在类风湿关节炎的发病中起一定的作用。但是同卵双生子的共同患病机会并非100%，仅为30%～50%，而异卵双生子则更低，仅为5%左右。因此，类风湿关节炎有遗传易感性，但其发病是多种因素综合作用的结果，遗传只起一定作用。

❿ 类风湿关节炎会引起瘫痪吗

类风湿关节炎对人类健康的危害很大，是一个致残率较高的疾病。国外有人比喻说："因本病死亡的虽很少见（不是绝对没有），但因此而终身监禁的，却相当常见。"据美国报道，类风湿关节炎病程在一年内自行缓解者为10%，如在两年内不出现缓解，估计不会自然缓解；病程较长者约为10%，治疗困难，终成残废；约有80%的患者长期呈慢性经过，久治不愈；多数患者迁延多年，反复加重；10%～15%的患者，由于发病急骤，受累关节较多，病情严重或关节外病变严重，终因治疗困难，丧失工作和生活自理的能力。

⓫ 类风湿关节炎会引起贫血吗

贫血是类风湿关节炎关节外表现的常见症状，发生率为16%～65%，贫血的程度和类风湿关节炎活动与否有关。典型的类风湿关节炎的贫血是慢性病性贫血，一般为轻度至中度的正细胞性、正色素性贫血，也有部分为低色素性和小细胞性贫血。在类风湿关节炎的贫血中，缺铁性贫血约占25%，与类风湿关节炎患者的铁代谢障碍有关。类风湿关节炎的贫血一般不严重，如较重应注意是否有消化道出血或药物引起的骨髓抑制。贫血的治疗有赖于彻底治疗类风湿关节炎，一般应用铁剂、叶酸或维生素 B_1 效果不好，除非有证据表明属缺铁性贫血。铁剂不能长期应用，因大剂量铁剂可使关节症状加重。

12 类风湿关节炎能用糖皮质激素治疗吗

糖皮质激素包括强的松、强的松龙及地塞米松等，是目前已知最强的一类抗炎药物。尽管如此，仍不能阻断类风湿关节炎的病情进展和关节破坏，而且长期应用还会产生明显的副作用，如骨质疏松、糖尿病、高血压、细菌或病毒感染、无菌性骨坏死等，这些危害并不小于类风湿关节炎本身的危害。因此，对这类药物在类风湿关节炎中使用应严格掌握适应证并仔细观察临床反应。目前倾向于使用小剂量，即小于每日15mg的强的松，根据病情需要，在短期内可酌情增减。对于有严重关节外表现的，其激素治疗方案与系统性红斑狼疮相似，采用中到大剂量，甚至用甲基强的松龙冲击治疗。采用激素治疗应在医生指导下使用，严格遵循医嘱，不能擅自改量或停药。

13 类风湿关节炎患者怀孕时应如何用药

目前资料表明，类风湿关节炎本身不会对胎儿造成影响，然而母亲患有继发性干燥综合征、抗 SSA 阳性，可导致新生儿狼疮。约70%的类风湿关节炎妇女在妊娠期间病情可以改善，大部分在妊娠3个月病情缓解。尽管如此，妊娠期间病情仍会出现波动，而且大部分妊娠期间病情稳定的患者，多在分娩后复发。因此，类风湿关节炎患者妊娠时的关键是解决如何用药的问题。

对于非甾体类抗炎药，妊娠前3个月及妊娠后期必须严格限制使用，妊娠中期必要时可以使用。哺乳期间最好使用半衰期短的药物，如布洛芬等。妊娠期间禁止使用细胞毒药物，如甲氨蝶呤、环磷酰胺、金制剂、雷公藤等。

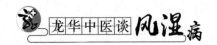

⑭ 类风湿关节炎患者如何选择合适的锻炼方式

类风湿关节炎患者急性期活动会导致症状加重，因此急性期不适合进行功能锻炼。待急性期控制以后，患者可以进行关节功能锻炼和体育锻炼。患者可根据自己的病情、身体的耐受情况来选择 1～2 种运动。病情较轻的可以选择太极拳、老年迪斯科；病情较重的，可选择动作简单，量少的，如慢跑和散步。患者可针对自己病变关节来选择不同部位的关节体操。

⑮ 类风湿关节炎患者适合喝药酒吗

酒性辛温走窜，有祛风散寒、舒筋活血的作用。其能助药力通达四肢关节，使气血行而风湿除，筋骨强而痹病愈。所以类风湿关节炎是可以喝酒的，但是要少量，不绝对禁止喝酒，但不主张喝烈性酒。在类风湿关节炎稳定期，可以喝少量黄酒或药酒以达到祛风、活血及促进血液循环的目的，有助于类风湿关节炎患者的关节功能恢复。对酒有禁忌的人不能饮用，一些年老体弱的人群也要谨慎服用。饮用药酒对类风湿关节炎的治疗仅起到一个辅助作用，要想很好治疗类风湿关节炎，还是要到正规的医院进行积极的治疗。

⑯ 类风湿关节炎的患者如何选择食物

一般而言，以关节疼痛游走不定为特点的风痹应选用辛散类食品，如葱、姜等辛温发散之品；以关节剧痛得暖好转为特点的寒痹宜用干姜、胡椒等温热类食品；以关节疼痛重着为特点的湿痹宜用薏苡仁、黑豆等祛湿类食品；以关节疼痛局部红肿发热为特点的热痹宜用冬瓜、南瓜、赤小豆等清利类食品，而不宜用辛辣刺激食品。要少食牛奶、羊奶等奶类和花生、巧克力、小米、干酪、奶糖等含酪氨酸、苯丙氨酸和色氨酸的食物，因其能产生致关节炎的介质前列腺素、白三烯、酪氨酸激酶自身抗体及抗牛奶 IgE 抗体等，易致过敏而引起关节炎加重、复发或恶化。少食肥肉、高动物脂肪和高胆固醇食物。少食甜食，因其糖类易致过敏，可加重关节滑膜炎的发展，易引起关节肿胀和疼痛加重。少饮酒和咖啡、茶等饮料，注意避免被动吸烟，因其都可加剧关节炎恶化。可适量多食动物血、蛋、鱼、虾、豆制品、土豆、牛肉、鸡肉等富含组氨酸、精氨酸、胶原的食物。

17 类风湿关节炎有哪些中医外治方法

中医外治法治疗类风湿关节炎具有疗效显著、副作用小、经济、方便等优点。主要包括针灸、中药敷贴、中药熏洗、穴位注射、穴位埋线等多种疗法。如熏洗疗法尤其适合手、足关节，熏洗的药物可以是中医风湿专科医师处方的内服药物，前二煎内服，第三煎先熏后洗，或者用专用的外洗方。熏洗疗法的具体操作是将中药煎煮后，趁热对患部进行熏蒸或浸泡，使药物从毛孔直入病所，有祛风散寒、舒筋活络的作用。

第四章 系统性红斑狼疮

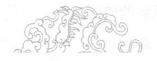 **系统性红斑狼疮是一种什么病**

系统性红斑狼疮是一种累及多系统、多器官的自身免疫性结缔组织疾病。患者血清中有多种自身抗体，基本病理改变是血管炎。本病临床表现多种多样，多系统、多器官受累，组织内可见多种自身抗体，多见于生育期的女性。如果患者不经过正规的有效治疗，死亡率较高，其主要死因为感染、肾衰竭、中枢神经系统损害。

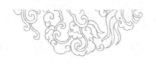 **系统性红斑狼疮会传染吗**

传染病是指由病原体（病毒、细菌、寄生虫等）所引起的具有传染性的疾病，如病毒性肝炎、痢疾、麻疹、百日咳、艾滋病等。系统性红斑狼疮的发病同病毒、细菌感染有关，但目前尚未证明病毒、细菌感染是发生系统性红斑狼疮的唯一原因。至今世界各地没有发生过系统性红斑狼疮在人群中迅速蔓延的情况，因此认为它不是传染病，不需要采取隔离措施。至于一个家庭出现有两个以上的系统性红斑狼疮患者，并非由传染而致，而是与遗传因素有关。

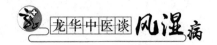

③ 系统性红斑狼疮会遗传吗

系统性红斑狼疮不是遗传性疾病，但与遗传因素有关。许多临床资料表明：家庭中某一成员患系统性红斑狼疮，则其他成员的发病率增加，有5%～12%的一级亲属（父母、兄弟、姐妹）发病。人类遗传基因研究发现：某些人类白细胞抗原（HIA）与系统性红斑狼疮的发病有关。先天性补体C2、C4的缺乏，也易发生系统性红斑狼疮。目前世界上许多风湿病学家正在寻找导致系统性红斑狼疮的致病基因，旨在从根本上控制系统性红斑狼疮的发生。但系统性红斑狼疮的发病是受多因素影响的，遗传因素只是发病的一个内因，还要有某些外因参与才可能发病。

④ 早期未分化结缔组织病以后会发展成红斑狼疮吗

未分化结缔组织病是有结缔组织病的症状和体征，但不满足红斑狼疮、干燥综合征、肌炎、类风湿关节炎等任何一种结缔组织病的诊断，且持续时间至少3年，2次ANA抗体检查均提示为阳性。如病程在3年以内，则可能为早期未分化结缔组织病。当抗体中出现抗dsDNA抗体阳性，有脱发、浆膜炎症状，抗Sm和ANA抗体阳性，抗心磷脂抗体阳性时提示疾病向系统性红斑狼疮转化，多数未分化结缔组织病可能是某一结缔组织病的早期阶段或顿挫型，应早诊断、早治疗。

⑤ 为什么皮肤没有发过红斑，也诊断为红斑狼疮

系统性红斑狼疮是一种全身性疾病，主要由抗原抗体免疫反应导致血管炎，造成不同部位组织损伤，产生相应的临床表现，因为全身各器官都有血液供应，所以有血管的部位均可能受累，产生不同的临床表现。皮肤损害在系统性红斑狼疮中发生率为80%左右，典型的可见颧部蝶形红斑，也可在面部、额部、颈部、胸背部、手掌或足底、指端呈片状无痛性红斑、斑丘疹，局部可有鳞屑。除各式各样的皮疹外，皮损还可表现为弥漫性脱发、雷诺现象等。因此约有20%的患者虽病程中无红斑发生，但其他的临床症状及免疫

检查符合，同样可诊断为红斑狼疮。

6 为什么系统性红斑狼疮患者会出现贫血、白细胞和血小板减少

系统性红斑狼疮患者在疾病开始或在病程中可有贫血、白细胞和血小板减少等改变，这是因为抗细胞膜抗体，通过依赖性细胞毒作用或补体介导的细胞毒作用，直接使红细胞、白细胞和血小板破坏；也可能因为与相应抗体结合的细胞（红细胞、白细胞、血小板）在通过网状内皮系统（如脾脏）时被吞噬破坏，使这些细胞减少。5%～10%系统性红斑狼疮患者出现自身免疫性溶血性贫血，严重的患者血红蛋白可低至 30g/L，如同时合并血小板减少性出血，则贫血更加严重。另外晚期系统性红斑狼疮患者肾功能衰竭，使红细胞生长受抑制而出现贫血。活动期系统性红斑狼疮可有严重的血小板减少，这不仅同血小板膜抗体有关，还可能同抗磷脂抗体有关。

7 如何防止系统性红斑狼疮患者肾病的发生和发展

肾病是造成系统性红斑狼疮患者死亡的常见原因。因此应采取积极措施防止肾病的发生。如已有肾病发生，则应正确、合理治疗，切勿失去治疗机会，导致肾功能衰竭。系统性红斑狼疮肾病患者应该注意的是：①经常检查尿常规及肾功能，及时发现肾损害。常规尿检查常常不能反映真实情况，而应检查24小时尿蛋白。通常认为狼疮性肾炎损害的严重程度与尿蛋白成正比，但已有严重肾功能损害的患者可因肾小球滤过率下降，出现少尿或无尿，尿蛋白并不增加甚至尿蛋白阴性。尿中出现细胞管型常提示肾损害加重。②系统性红斑狼疮患者应经常测血压，查肝功能、血糖、电解质等。③必要时做肾穿刺检查，以了解肾炎的病理分型及肾损程度。④及早使用免疫抑制剂，防止肾病发展。

8 怎样知道系统性红斑狼疮又复发了

活动期系统性红斑狼疮在经过激素等治疗后，病情通常会趋于缓解，转

入稳定期（缓解期）。因为至今无根治的方法，所以在某些诱因，如感染、妊娠、手术、劳累、停药等因素影响下，疾病即从稳定期转为活动期。从临床方面看，处于缓解期的患者，如果出现下列症状和实验检查的异常，则要考虑疾病复发：①原因不明的发热；②新鲜的皮疹再现或伴有指（趾）端或其他部位的血管炎样皮疹；③关节肿痛再次发生；④脱发明显；⑤口、鼻新鲜溃疡；⑥出现胸水或心包积液；⑦蛋白尿增多；⑧白细胞或血小板减少或贫血明显；⑨出现神经系统症状，如头痛、呕吐、抽搐；⑩抗双链 DNA 抗体滴度增高；血沉增快，为 50mm/h 以上；补体下降，尤其 C_3 下降。结合病史及详细体格检查，一般不难做出疾病复发的判断。补体 C_3 和抗双链 DNA 抗体常常是系统性红斑狼疮活动的实验室指标。

⑨ 红斑狼疮患者都必须服用强的松一类的激素吗

对于仅有皮肤受损的盘状红斑狼疮患者，并非必须服用激素，可局部涂抹激素制剂或中药外洗。系统性红斑狼疮患者也并非人人都要用激素，一些仅有轻微关节疼痛而无内脏损伤者，可以只服非甾体类抗风湿药物，或口服硫酸羟氯喹。无明显临床表现抗核抗体阳性者也只需对症治疗，不必服用激素，但应在医师密切观察下定期检查，可请有经验的中医风湿免疫医生辨证用药。只有在临床上出现症状和明显体征才考虑应用激素。激素服用剂量有个体差异。一般来讲，危重患者应使用大剂量或用冲击剂量，待病情平稳后逐渐减量而改用维持剂量。

⑩ 为什么系统性红斑狼疮患者易患骨质疏松

系统性红斑狼疮患者易患骨质疏松，主要与以下因素相关。第一，因疾病因素、患者主观因素引起的活动量减少；第二，多数红斑狼疮患者经日晒后会出现斑丘疹，因此患者会减少日晒，从而减少了体内维生素 D 的生成；第三，红斑狼疮若处于疾病活动期，则会产生的一些炎症因子，此类炎症因子刺激可诱发骨质疏松；第四，红斑狼疮累及到肾脏，则发为狼疮性肾炎，从而引起肾功能不全，肾功能不全会导致体内钙元素的流失；第五，应用CTX治疗引起的卵巢功能不全和提前绝经，狼疮治疗需要避免使用雌激素，以防引起病情恶化，雌激素的低水平是骨质疏松的原因之一；第六，药物因素，如糖皮质激素会导致骨质疏松。因此为了预防骨质疏松的发生，建议患者适量活动，但也不可一味追求运动量，应以患者耐受为宜，清晨或者傍晚日光不强烈的时候去散步是一个不错的选择，并在使用激素的同时口服钙剂及维生素 D，另外患者需积极治疗，控制疾病发展，在病情稳定的基础上在医生的指导下减少激素、免疫抑制剂的用量，以求病情的稳定及生存质量的提高。

11 激素是引起红斑狼疮患者无菌性骨坏死的直接原因吗

激素的确是造成无菌性骨坏死的重要原因，长期、大剂量服用激素的患者容易出现无菌性骨坏死。但还有证据表明，不论红斑狼疮患者是否接受过激素治疗，在坏死的骨活检中，都有慢性血管炎，所以有人认为红斑狼疮本身的血管炎可导致骨坏死，激素不是引起无菌性骨坏死的唯一原因。有些出现无菌性骨坏死患者，并非患有红斑狼疮。有的患者服用激素仅一周就出现无菌性骨坏死，这说明无菌性骨坏死发生还与个体的敏感性有关。另外，酒精、止痛片也可造成无菌性骨坏死。

12 为什么系统性红斑狼疮患者会出现月经不调甚至闭经

系统性红斑狼疮常发生于行经期的妇女。它是自身免疫控制网络紊乱性疾病，内脏器官受累及内分泌系统紊乱可导致月经紊乱；另外长期应用激素和免疫抑制剂也是造成月经紊乱甚至闭经的重要原因，如长期应用环磷酰胺可抑制卵巢功能，服用雷公藤超过半年者也常常导致月经紊乱和闭经。

13 红斑狼疮患者能否结婚、怀孕

一般来讲，红斑狼疮患者可以同正常人一样恋爱和结婚，体贴入微的配偶在某种意义上比药物更为重要。但患者结婚前不应向对方隐瞒病情而应取得对方的理解，否则婚后会带来更多的不快，甚至使病情加重。盘状红斑狼疮患者完全可以放心地怀孕和生育，而系统性红斑狼疮患者，一定要在病情稳定的情况下，并征得专科医师的同意，方可怀孕与分娩。病情尚未控制和正在使用大剂量激素治疗者不宜怀孕。有肾、脑、心等重要脏器受累的患者，最好不要怀孕和分娩。一般情况下讲，在疾病稳定期怀孕，而且无明显的内脏损害，可以安全分娩。但红斑狼疮孕妇的病情常常难以判断，有时"一帆风顺"，有时遇"暴风骤雨"，因此在专科医师指导下随访检查十分重要。

⑭ 系统性红斑狼疮患者妊娠时一定要服用激素吗

系统性红斑狼疮（SLE）对妊娠的影响主要为异常妊娠，常见的有流产、早产、胎儿生长受限及死胎，也易发生妊娠期高血压疾病。同时，妊娠会诱发系统性红斑狼疮病情加重，出现妊娠高血压综合征发生率增高及产后出血倾向，因此系统性红斑狼疮患者妊娠期间应在风湿科医生及妇科医生随诊的情况下，定期进行心电图、肝肾功能、自身抗体和补体的监测，了解 SLE 病情变化，并通过自测胎动、B 超检查，判断胎儿宫内安全程度。现认为大多数系统性红斑狼疮患者在疾病控制后可安全地妊娠。妊娠期 SLE 患者的治疗仍以糖皮质激素作为孕期及产后的常规用药。国内有研究表明，强的松对胎儿无致畸作用，可提高妊娠成功率。因此，正确选择妊娠时机，合理使用糖皮质激素是 SLE 患者安全渡过孕产期及保证胎儿健康的重要因素。

⑮ 红斑狼疮患者妊娠和产后病情会有怎样的变化

我们都知道狼疮患者的病情发展与体内激素水平有一定的相关性，妊娠及产后患者体内的激素水平发生巨大的变化，此种变化会对患者有什么样的影响呢？有研究显示，妊娠后病情无变化的概率为 25% ～ 56%，妊娠后病情好转的概率为 6% ～ 25%，妊娠中病情恶化的概率为 24% ～ 75%，妊娠后初发狼疮概率为 10% ～ 28%，妊娠后死亡的概率为 1% ～ 17%，分娩后病情恶化的概率为 17% ～ 55%。然而这些只是概率，只能给大家提供一个参考，每个人的病情和体质均不一样，病情的发展和预后均不同，妊娠后唯有与风湿免疫科、妇产科等专科医生积极配合，及时调整用药，才能安全妊娠并生育。

16 系统性红斑狼疮在更年期后是不是会稳定下来

有研究表明，系统性红斑狼疮患者体内雌激素水平增高，雄性激素水平降低。同时也有研究证明泌乳素水平增高也可能对此病病情有影响。因此，我们可以看到生育年龄女性的发病率绝对高于同年龄段的男性，也高于青春期前的儿童和老年女性。另外，妊娠后期和产后哺乳期常出现病情加重可能与体内的雌激素和泌乳素水平有关。所以，可见雌激素、泌乳素与此病十分相关。因此，绝经后女性可因雌激素减少而病情趋于稳定。同时，绝经后女性发病率也降低，即使发病，其病情侵袭性亦比较低。

17 红斑狼疮患者并发带状疱疹该如何治疗

系统性红斑狼疮患者由于长期服用免疫抑制剂，其自身免疫力低下，易被病毒感染，带状疱疹就是其中常见的一种，且病毒感染易反复发作，可发生在疾病的各个阶段，与病情的轻重无关，常有后遗神经痛。西医治疗主要以口服抗病毒药为主，症状较轻者常口服伐昔洛韦、阿昔洛韦，甚者予静脉滴注，外用药可选用青黛膏、复方黄柏液等。自我调护方面，如水疱溃破，应注意创面清洁，避免感染，可用大青叶或板蓝根 20 克，煎水代茶抗病毒。带状疱疹后遗神经痛一般持续时间较长，甚者可持续半年以上，中医主要的治疗方式有局部刺络拔罐，及中药口服治以疏肝清热、通络止痛。平时可以服用玉屏风散等中药益气固表以增加抗病能力，减少病毒感染机会。

18 红斑狼疮患者生活中需要注意什么

红斑狼疮患者在日常生活中主要应注意休息，尤其是活动期患者，应避免过度劳累，每晚保障 8～10 小时睡眠时间，发病的前几周或前几个月内，要比平时增加休息时间，一次严重发作要充足地休息几个月，不可操之过急，以免复发。另外避免长期居住潮湿或易过敏的环境，注意保暖，预防感冒和感染等，注意选择合适的避孕措施，不宜口服避孕药和使用节育环避孕。不可突然停药，尤其是糖皮质激素，要在医生的指导下逐渐减少药量。对于身

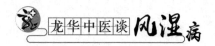

体上和精神上的应激、手术、拔牙或重症患者，需在医生的指导下临时增加糖皮质激素剂量。避免过度日晒或紫外线照射。定期到医院复查，病情稳定后也应一到三个月复查一次。

⑲ 为什么系统性红斑狼疮患者容易掉头发？如何养护

系统性红斑狼疮患者的基本病理改变是血管炎。当皮肤的小血管发生炎症时，发囊的营养供应出现障碍，患者容易脱发，而且毛发生长也受到影响。一般在病情控制后，毛发可以再生。如果再次出现脱发，可能是提示疾病复发，需要及时就医复查。平时脱发患者可以每周用温水洗发 1～2 次，边洗边按摩头皮。也可选用人参叶、玉竹各 15g，煎汤水洗，每周 2 次。

⑳ 什么是蝶形红斑？什么是盘状红斑？如何养护

蝶形红斑是对称分布于患者鼻梁和双侧颧部的呈蝴蝶形分布的红斑，是系统性红斑狼疮的特征性皮肤改变，蝶形红斑是一种水肿性红斑，消失后一般不留痕迹，部分患者可有棕色色素沉着。盘状红斑可分布于患者的颜面、颈部、手臂及前胸等部位，表现为圆形、环形或不规则形的丘疹，表面覆有鳞屑，略高于皮肤表面，消失后留有色素沉着和瘢痕，中心萎缩。这些患者宜保持皮肤清洁、干燥，避免阳光或紫外线直接照射。皮损严重时可在医生指导下应用外用制剂局部涂擦。洗澡水不可过热，并避免使用刺激性沐浴清洁用品。面部红斑者，忌用碱性肥皂和化妆品，防止皮肤损害加重。

㉑ 系统性红斑狼疮患者能不能用化妆品

爱美之心人皆有之，红斑狼疮患者多数为年轻女性，在面颊部出现红斑皮疹后，一些患者试图用化妆品涂抹，殊不知这样做反而会使皮疹加重，因为某些化妆品含有化学试剂，尤其是带芳香胺的化学物质，这些物质可以诱发狼疮。也有在染发或文眉后发生狼疮的例子。当然，这只是一种现象，难以说明它是诱发红斑狼疮的直接原因。国外有报道，某些隆胸美容者发生了红斑狼疮，这可能是硅胶诱发了自身免疫反应所致。为避免化学物质的刺激

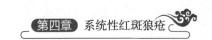

作用，最好勿用化妆品，或可选用无刺激的防裂膏、婴儿用品等。

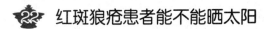 红斑狼疮患者能不能晒太阳

大约 1/3 的红斑狼疮患者在日晒后，面颊部或其他暴露部位会出现鲜红皮疹或原有的皮疹加重，这称之为"光过敏"。光过敏可以在病程的任何时候发生。因此，红斑狼疮患者应避免在强烈阳光下长期照射，更不能在紫外线直接照射下工作。在日常生活中，红斑狼疮患者不宜在海滩浴场游泳或日光浴，患者在夏日从事户外作业应戴草帽，穿长袖衣服和使用防晒霜。但是从未有皮疹的患者不必畏惧阳光，不必出门即打伞。有的患者即使较长时间日晒也无光过敏，但也有的患者在冬日雪地强烈阳光反光下亦可能出现光敏感，这说明对阳光的敏感程度因人而异。但是，不论有无皮疹，红斑狼疮患者不宜在盛夏的阳光下直晒超过 15 分钟。

系统性红斑狼疮患者的饮食要"忌口"吗

系统性红斑狼疮患者饮食无特殊忌口，只要没有食物过敏，通常无须禁忌。但某些食物，如含补骨脂素的芹菜、无花果，含联胺基团的蘑菇、烟熏食物，含 L- 刀豆素的苜蓿类种子、豆荚等可诱发红斑狼疮，应尽可能避免。另外，红斑狼疮患者通常因长期服用激素会造成血钾过多排出、血钠潴留造成浮肿，因此，要注意低盐饮食，多食水果，如香蕉、苹果、橙子、西红柿等含钾的食物，但患者已有肾功能衰竭、高血钾者则不能进食含钾高的食物，同时糖尿病患者还需限制主食及甜食的摄入量。总之，红斑狼疮患者饮食宜清淡，低盐、低脂肪、高蛋白。

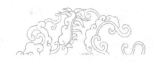

第五章 强直性脊柱炎

1 什么是脊柱关节病？具体有哪些病

脊柱关节病又称血清阴性脊柱关节病，这是一组慢性炎症性风湿性疾病，具有特定的病理生理、临床、放射学和遗传特征，炎性腰背痛伴或不伴外周关节炎，加之一定特征的关节外表现是这类疾病特有的症状和体征。这一类疾病包括：强直性脊柱炎、反应性关节炎、银屑病关节炎、炎症性肠病性关节炎、未分化脊柱关节炎和幼年慢性关节炎。本类疾病临床表现的轻重程度差异较大，有的患者病情反复持续进展，有的长期处于相对静止状态，可以正常工作和生活。几种脊柱关节炎病情逐渐进展，都可能发展成典型的强直性脊柱炎，而经过治疗，病情也可能得到控制。

2 为什么会得强直性脊柱炎

强直性脊柱炎是以骶髂关节和脊柱附着点炎症为主要症状的疾病，与HLA-B27呈强关联。某些微生物（如克雷白杆菌）与易感者自身组织具有共同抗原，可引发异常免疫应答。该病病因尚不明确，是以脊柱为主要病变部位的慢性疾病，累及骶髂关节，引起脊柱强直和纤维化，可造成不同程度眼、肺、肌肉、骨骼病变。

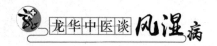

③ HLA-B27 阳性就一定是强直性脊柱炎吗

HLA 是存在于人类白细胞中与遗传直接相关的染色质上的一种抗原，依不同的位点编码。1973 年一名美国学者和一名英国学者的研究证明，强直性脊柱炎与 HLA- 位点相关。他们发现，90% 以上的强直性脊柱炎患者中携带 HLA-B27；HLA-B27 与强直性脊柱炎有很强的相关性，但查出 HLA-B27 阳性并不能确诊为强直性脊柱炎，因为 HLA-B27 阳性的人群中仅 20% 的人患强直性脊柱炎。所以，认为 HLA-B27 阳性即会患强直性脊柱炎，显然是不正确的。

④ HLA-B27 阴性是否可以排除强直性脊柱炎

强直性脊柱炎的发病与 HLA-B27 有直接关系，即强直性脊柱炎与人类白细胞抗原相关性最强，HLA-B27 阳性者中 80% 并不发生强直性脊柱炎，而强直性脊柱炎患者中有 10% 为 HLA-B27 阴性。故 HLA-B27 阳性不一定发生强直性脊柱炎，HLA-B27 阴性也有可能发生强直性脊柱炎。

⑤ 男青年经常夜间腰痛要警惕强直性脊柱炎吗

强直性脊柱炎是一种常见病、多发病。据资料统计，我国有 400 余万强直性脊柱炎患者。通过大量的流行病学研究发现：本病好发于男性，且 20～30 岁是高发期。20～30 岁之间的年轻男性如反复肠道、泌尿道感染者且有强直性脊柱炎家族史，本人又是 HLA-B27 阳性，则应特别警惕该病的发生。当出现经常性地腰背部疼痛，甚至夜间痛醒，尤其是早晨起床后有僵硬感而活动后减轻，或有腰部活动不灵活等症状时应及时就医，以求早诊断、早治疗，防止发生脊柱强直而出现活动障碍和畸形。

⑥ 强直性脊柱炎和腰椎间盘突出症的腰痛有何不同

两种病都可表现为慢性腰痛，但强直性脊柱炎表现为慢性炎性腰痛，以静息痛为主，活动后减轻，影像学改变以骶髂关节炎为主。而腰椎间盘突出症为机械性腰痛，活动后常加重，伴下肢沿坐骨神经放射痛，查体直腿抬高试验和加强试验阳性，腰椎影像学检查提示椎间盘突出改变。

7 强直性脊柱炎的预后如何

从强直性脊柱炎这一病名的字面上，很容易使人们产生误解：乐观者认为本病只会侵犯脊柱关节，不会产生心、肺等重要脏器的损伤；悲观者认为只要患病就必然会导致脊柱强直畸形残废的结局。在这两种心态的影响下，患者会认为治与不治没什么区别，没有治疗的必要，从而延误治疗造成不可挽回的后果。

大量的临床资料已经证明，强直性脊柱炎除脊柱、关节受累外，还可以出现心、肺、眼、肾和神经系统损害，虽然发生率很低，但不可掉以轻心。另外，强直性脊柱炎患者只要能做到早期诊断、早期治疗，适当锻炼，可对疾病的发展起到一定的延缓及推迟作用，大大减少脊柱强直的发生，预后还是很好的。

8 强直性脊柱炎患者如果治疗后好转了是否可以停药

这种情况需要由风湿专科医生评估后协商决定。因为强直性脊柱炎是一种慢性炎症性疾病，自行停止药物治疗可能会导致炎症复发，每次复发都会对关节造成新的损害，所以不建议擅自停药，合适的功能锻炼及中医治疗可起到事半功倍的作用。

9 强直性脊柱炎后期的驼背还能治好吗

强直性脊柱炎是一种慢性炎症性疾病，主要侵犯骶髂关节、脊柱骨突、脊柱旁软组织及外周关节，并可伴发关节外表现。患者表现为腰、背、颈、臀、髋部疼痛以及关节肿痛，患者如果得不到有效治疗，会出现驼背，出现驼背后可以做些功能锻炼，如做俯卧撑、扩胸运动、颈腰部活动、游泳等，强直性脊柱炎出现驼背时患者睡觉尽量平躺，不要侧卧，枕头最好不要太高，不能太松软。可每天吊 10 分钟单杠，主要是让整个脊椎放松，运动量适可而

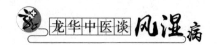

止，不要做太多下腰的动作，防止腰部肌肉劳损。药物治疗后不能恢复者，可寻求手术帮助。所以，此疾病发现后一定要及早治疗，防止脊柱受累变形，造成残疾。

⑩ 强直性脊柱炎并发葡萄膜炎的特征是什么

如果男性双眼葡萄膜炎交替发作，发作时视力下降不明显，查 HLA-B27 抗原阳性，强烈建议去风湿免疫科检查以排除强直性脊柱炎。

⑪ 强直性脊柱炎患者生育会受影响吗

强直性脊柱炎无论发生于男性还是女性，对患者的生殖器官和生殖功能均不会产生不良影响。女性可正常受孕、妊娠和分娩，男性可正常授精，尤其在疾病早期未发生关节或脊柱畸形的患者。只是要在有些药物停药半年以后才能考虑生育，怀孕期间尽量不要服用药物。因为治疗强直性脊柱炎的一些药物有明显影响胎儿的不良反应。如非甾体类抗炎药（如双氯芬酸、布洛芬）可能提高流产率，影响胎儿肺发育，而甲氨蝶呤可以导致胎儿畸形，因此患者可以在医生的指导下用药，建议先有效控制疾病后，停药至少半年以上，才能考虑生育。一般来说强直性脊柱炎不会影响孕妇的分娩，但如果髋关节强直，分娩时一般建议采用剖腹产。男性备孕相对影响较小，相关药物基本安全，具体用药仍需听从诊治医生。

⑫ 强直性脊柱炎会遗传吗

强直性脊柱炎是不是遗传病还没有定论，但是 90% 强直性脊柱炎患者是有遗传因素的。所以强直性脊柱炎是一种与遗传有密切关系的疾病。在 HLA-B27 阳性人群中，本病的发病率大约占 20%，其余 80% 不患此病，说明除遗传因素外尚存在其他致病因素。

⑬ 强直性脊柱炎（AS）在遗传上有什么特点吗

目前流行病学研究表明，男性 AS 患者发病年龄明显早于女性；父亲或母亲患病的 AS 患者发病年龄明显早于父母无患病者，而且髋关节受累的比例显著增高；如果第一胎是女性时，其父或母患病会增加其患病风险。有关遗传风险率方面，总体 AS 患者其一级和二级亲属患病风险明显高于普通人群，且亲属中与已知 AS 患者的血缘关系越接近，患病的风险越大；有家族史的 AS 患者的亲属患病风险率也显著高于无家族史的 AS 亲属。

⑭ 强直性脊柱炎患者的下一代若查出 HLB-27 阳性，需要治疗吗

有报道显示，HLB-27 阳性患者的直系亲属，患病率高达 11% ～ 25%，另据报道，HLB-27 阳性的 AS 患者，其同样为 HLB-27 阳性的亲属中，患强直性脊柱炎的危险性比一般人群要高出 40 倍，所以如果你有亲属是强直性脊柱炎患者，而本人又是 HLB-27 阳性，那么要特别注意避免感染、外伤等诱发因素，也要注意有无腰骶不适，有无虹膜炎等情况，注意随访。

⑮ 如何避免强直性脊柱炎患者的病情加重

预防感染：感染因素是导致病情加重的重要原因，尤其是泌尿系统的感染和肠道的感染，因此患者在日常生活中应该多注意预防感染性疾病，患者还应该注意预防感冒、腹泻，注意个人卫生，保证营养均衡的饮食，养成良好的生活习惯。

注意保暖：寒冷是引发和加重强直性脊柱炎病情的重要因素，如果患者在日常生活中不注意患处的保暖，很容易使病情加重，因此患者应该格外注意腰背部的保暖，冬季应该居住在阳光充足、温暖的房子里，在运动出汗后不要立即脱衣，因为此时的毛孔打开，风邪入侵很容易。

防止外伤：临床经验表明，外伤可以导致患者发生骨质疏松，长期患病会影响骨密度，即使轻微的挫伤也会造成骨折或者加重强直性脊柱炎患者的病情。

另外，吸烟、饮酒、过度剧烈运动、作息不规律等都会加重疾病活动，患者应该避免。

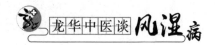

16 强直性脊柱炎患者日常要注意什么

强直性脊柱炎患者在日常生活中要"站有站姿，立有立姿"。站立时应尽量保持挺胸、收腹和双眼平视前方的姿势。行走时保持直立状态，保持正常的臀部轮换摆动。坐位也应保持胸部直立。应睡低枕的硬板床，多取仰卧位。另外，坐、站、行注意控制在一个小时之内，换言之，坐、站、行超过一个小时应注意变换体位。

17 强直性脊柱炎患者一定要睡硬板床吗

强直性脊柱炎患者后期容易形成脊柱畸形，较常见的为驼背，而柔软的床对脊柱不能形成很好的支撑，使驼背畸形得不到控制而任其发展。相反，硬板床可维持脊柱的功能位，患者坚持经常仰卧睡硬板床，可在一定程度上抑制脊柱畸形的发展，如病变已侵犯颈、上部胸椎时，则应去枕睡眠。

18 患了强直性脊柱炎选择什么样的运动最适宜

强直性脊柱炎的病理基础是肌腱附着点炎，这些部位的纤维化、骨化将影响到机体的功能，积极主动、正确的体能锻炼将有助于维持机体的正常功能。切不可因疼痛而卧床不起，不愿活动，这样只会使病情进展加快。对于强直性脊柱炎患者应主要针对以下 3 个目标进行运动：①维持胸廓的活动度；②保持脊柱的灵活性；③维持肢体的运动功能，防止或减少肢体因废用导致肌肉萎缩的出现，维持骨密度和强度，防止骨质疏松等。为此患者可以经常做一些深呼吸、扩胸运动、屈膝、屈髋、弯腰和转头、转体等运动。患者的运动强度可根据具体病情而定，一般认为运动后以疼痛持续不超过 2 小时为度。较适合的运动有：慢跑、游泳、太极拳等。

19 中医治疗强直性脊柱炎有什么外治法吗

中医外治法作为与口服给药、临床给药同等重要的治疗方法，开拓了治疗风湿免疫病新的更广阔的前景。口服药物由于给药时间和剂量的关系，药物浓度在血液中不能保持恒定，且药物经口腔进入胃肠消化系统再进入血液，沿途受到化学物质和体内酶的分解破坏，药力作用达到皮肤、关节、肌肉部位大为降低，使疗效受到影响。采用中医外治法可减少胃肠刺激和药物对脏器的损伤，能更好达到治疗疾病、提高疗效的目的。总之，外治法补充了内治法的不足，作为一种辅助治疗措施。与口服、静脉给药相得益彰，强直性脊柱炎外用治疗的疗效尤其明显，具有药物直达病所、保证药物有效浓度高、作用强而持久的优越性。具体有针刺、三九贴敷、艾灸、理疗、推拿等方法。并且，一些中医养生操，如回春功、八段锦等皆对疾病有一定帮助。

20 为什么建议强直性脊柱炎患者用膏方

强直性脊柱炎是由于肾虚、督脉亏损，使风寒湿邪等乘虚侵袭，深入脊柱骨节，与瘀血痰浊相互胶结，致使筋骨失养，出现痉挛骨松、脊椎关节变形、强直，不得屈伸，而成脊痹顽症。膏方进补优点是针对性强，药症合拍，因此进补效益也高，既能治疗疾病，又能滋补身体。强直性脊柱炎患者久服汤剂，胃气难任荡涤，冬季可以膏方缓图。患者只要脾胃健运，夏季也可以用膏方加强疗效。根据"春夏养阳、秋冬养阴"的理论，督脉空虚的强直性脊柱炎患者夏季服用膏方，一则膏方能补益督脉，二则可借夏季之阳气以助药物温补督脉、舒畅阳气、祛瘀化痰通络，药气结合，使壮督之力更宏。

21 强直性脊柱炎患者饮食上有什么注意

强直性脊柱炎患者无特殊饮食禁忌，可以多吃富含钙和维生素的食物，多吃水果。需戒烟、酒，尤其是烟。烟不仅会对肺和心血管造成不良影响，而且还会加重强直性脊柱炎的症状。

第六章 干燥综合征

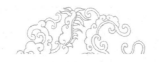 什么是干燥综合征？如何早期发现干燥综合征

　　干燥综合征（SS）是一种以侵犯泪腺、唾液腺为主的自身免疫性疾病，它不仅侵犯外分泌腺体，造成口干、眼干，还可侵犯全身多个器官，产生多种多样的临床表现。随着医学科学的发展，目前对其认识逐渐深入，被认为是仅次于类风湿关节炎的临床常见风湿病。出现以下情况应及时就诊，以便早期发现原发性干燥综合征：①不典型的关节痛，尤其是老年女性，不符合类风湿关节炎诊断标准；②近几月或几年迅速出现龋齿或牙齿脱落；③成年人反复出现腮腺肿大；④眼睑反复出现化脓性感染；⑤不明原因的高球蛋白血症；⑥远端肾小管酸中毒，低钾；⑦不明原因的肺间质纤维化；⑧不明原因的肝胆管损害；⑨慢性胰腺炎。

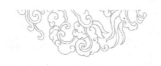 干燥综合征分几种类型

　　干燥综合征分为原发性和继发性两种。原发性干燥综合征是指不具有另一诊断明确的结缔组织病的干燥综合征。继发性干燥综合征则是指发生于另一诊断明确的结缔组织病，如系统性红斑狼疮（SLE）、类风湿关节炎（RA）等基础上的干燥综合征。

45

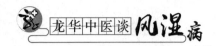

③ 干燥综合征的血清免疫学检查可出现哪些异常

①抗 SSA 抗体：是本病中最常见的自身抗体，约见于 70% 的患者；②抗 SSB 抗体：有称是本病的标记抗体，约见于 45% 的患者；③类风湿因子：约见于 70%～80% 的患者，且滴度较高常伴有高球蛋白血症；④高免疫球蛋白血症：均为多克隆性，约见于 90% 患者；⑤ α 胞衬蛋白（α–fodrin）：α 胞衬蛋白抗体在原发及继发性 SS 中敏感性为 67%，特异性为 93%，且敏感性高于 SSB，提示该抗体是干燥综合征诊断的重要抗体之一。

④ 抗 SSA、SSB 抗体为何一直都是阳性？"+"的增加是不是疾病发展了

干燥综合征是一种自身免疫性疾病，抗 SSA、SSB 抗体是自身免疫后产生的特异性抗体，自身免疫存在抗体就会存在，且不会随着疾病的控制而消失，只有极为少数的患者出现转阴情况，且其一个"+"或 2 个"+"与疾病的活动度无直接关系，还要与临床症状和其他实验室检查相结合才能判断。

⑤ 干燥综合征严重吗

干燥综合征是一种预后较好的自身免疫疾病，有内脏损害者经恰当治疗后大多可以控制病情达到缓解，但停止治疗又可复发。内脏损害中出现进行性肺纤维化、中枢神经病变、肾小球受损伴肾功能不全、恶性淋巴瘤者预后较差，其余系统损害者经恰当治疗大多病情能缓解，甚至恢复日常生活和工作。

⑥ 干燥综合征患者怎样做好口腔保健

口干、唾液少、猖獗龋、舌皲裂者要注意口腔卫生，防止口腔细菌滋生，每天早晚至少刷牙 2 次，选用软毛牙刷为宜，饭后漱口，忌烟酒，减少物理因素的刺激，继发口腔感染者可用多贝尔液漱口，有龋齿者要及时修补，平日用石斛、麦冬、沙参、甘草等中药泡水代茶饮保持口腔湿润，口腔念珠菌

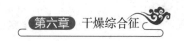

感染者可用制霉菌素。

7 干燥综合征患者出现什么症状要注意淋巴瘤的可能

　　干燥综合征患者在出现淋巴瘤之前可有巨球蛋白血症和单克隆高 γ 球蛋白血症，淋巴瘤发生后，高 γ 球蛋白水平可降低至正常水平或偏低，自身抗体消失。我国大多数干燥综合征患者合并腺体外系统损害，必须密切随诊。当出现腮腺、脾脏、淋巴结的持续肿大，咳嗽、呼吸困难，单侧的肺部肿块及持续的雷诺现象时，要高度警惕淋巴瘤的发生。

8 干燥综合征患者要避免使用哪些药物

　　应避免使用能使外分泌腺体分泌减少，引起口干的药物。如：抗胆碱类药物（阿托品、东莨菪碱等）；降压药（α 受体阻滞剂，如酚妥拉明；β 受体阻滞剂，如普萘洛尔）；抗抑郁药（阿米替林、去甲替林等）；利尿剂（呋塞米、托拉塞米等）；抗震颤麻痹药（左旋多巴等）；抗肌痉挛药（美索巴莫等）。

9 干燥综合征患者眼干应该如何调护

　　注意休息，减少用眼及避免强光刺激，不宜久看电视、久用电脑，户外活动可佩戴护镜，以防强光和风沙刺激。饮食清淡，多食肝脏、豆类、蛋类、奶类、蔬菜水果等富含蛋白质、维生素的食物并保持心情愉悦。注意用眼卫生，避免用手等部位按揉眼睛，防止感染。热敷能有效减轻双目疲劳感。适当使用人工泪液缓解干涩。

10 干燥综合征患者如何进行皮肤护理

　　可以使用温水清洁皮肤，避免用肥皂等刺激性的洗涤用品，有皮疹时避免用手挤压，勤换衣裤和被褥，以免引发感染。皮肤损伤者应根据情况予以清创换药，感染者可酌情予以抗生素治疗。阴道干燥瘙痒、性交灼痛者，应注意阴部卫生，可适当使用润滑剂。

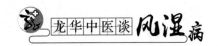

11 干燥综合征患者如何进行呼吸道的调护

将室内湿度控制在 50% ～ 60%，温度维持在 18 ～ 21℃，缓解呼吸道黏膜干燥而引起的干咳，预防感染。避免去粉尘、雾霾严重的场所，定期复查肺部 HRCT。平日若觉痰黏难以咯出，可做雾化吸入，湿化促排。

12 干燥综合征患者可使用外治法治疗吗

多种外治疗法可用于干燥综合征患者，可有效缓解症状，提高患者生活质量。如针灸（常用的有睛明、四白、廉泉、曲泽、气海、地仓、颊车、金津、玉液、足三里、三阴交等）可以改善口干、眼干症状；推拿按摩；中药雾化吸入（将中药药液转化为气雾，经口鼻吸入人体）等。

13 干燥综合征患者饮食上有什么要注意的

干燥综合征患者宜多吃滋阴清热生津的蔬菜，包括丝瓜、芹菜、黄花菜、藕和山药等。多吃新鲜蔬果，如苹果、梨、黄瓜、西红柿等，这些蔬果都含有丰富的纤维素，经充分咀嚼方能下咽，而咀嚼的过程中可以有效刺激唾液腺分泌，或者经常在口中含酸味水果，如山楂，也可使口干舌燥症状得到减轻，有胃病或胃酸分泌过多的患者不宜采用此法。避免吃辛辣、油炸的食物，如羊肉、狗肉、鹿肉以及葱、姜、蒜及花椒等伤津助热的食物。

14 干燥综合征患者可以喝什么茶

"茶为万病之药"，这是唐代医学家陈藏器对茶多功能保健作用的高度评价，然而不同的茶叶有不同的作用，患者要对症选择。下面为大家简单地介绍一些茶饮：金银菊茶（金银花 5g，菊花 3g，绿茶 3g，白糖 10g）可用于慢性肝炎、眼部炎症；眼部红赤肿痛可选用金天茶（金银花 5g，天花粉 3g，绿茶 3g）；肝经热盛的口苦咽干可以选用连梅茶（黄连 1g，乌梅 2 枚，绿茶 3g）；心烦不寐，口舌生疮可以选用白茅根茶（白茅根 10g，绿茶 3g）；血尿，肺热咳喘者可以选青皮茶（青皮 5g，花茶 3g），也能够缓解胁痛气逆。

第七章 高尿酸血症与痛风

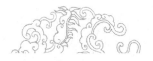 **什么是痛风**

痛风属代谢性风湿病，是一种最常见的晶体性关节炎。临床表现为高尿酸血症和尿酸盐结晶沉积所致的急性发作性关节炎、痛风石形成、痛风石性慢性关节炎，并可发生尿酸盐肾病、尿酸性尿路结石等，严重者可出现关节致残、肾功能不全。上述表现可呈不同组合，即患者可表现为其中一种，也可同时存在或先后出现其中几种，体现了本病的异质性。

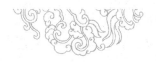 **痛风会遗传吗**

痛风分为原发性和继发性两大类，原发性痛风有一定的家族遗传性，约10% ～ 20% 的患者有阳性家族史，有痛风家族史的人，患痛风的概率确实比普通人群高一些。但是除遗传因素外，痛风的发病与肥胖、"三高"、饮酒、高嘌呤饮食等许多因素有关，因此痛风阳性家族史的人群平时应注意避免上述危险因素，患病概率可以大大降低。

③ 假性痛风和痛风有区别吗

假性痛风发作时症状与痛风非常相似，如果再有血尿酸增高的话，更加难以辨别，然而假性痛风指的是焦磷酸钙双水化物结晶沉着于关节软骨所致的疾病，与痛风不同，假性痛风与无机焦磷酸盐的产生和排泄无明显关联。假性痛风的急性发作多是在结晶由软骨脱落至滑囊后，而促使脱落的因素可能又很多，如创伤、甲状旁腺手术后，并发另一急性炎性关节炎等。最多发生于膝关节及其他常见的髋、踝、肩、肘、腕等大关节，偶尔累及指、趾关节，但很少像痛风那样侵犯大脚趾。常为单个关节急性发作。慢性的可侵犯多关节，呈对称性，进展缓慢，与骨关节炎相似。急性发作时血沉增快，白细胞增高，但血尿酸值不高。关节滑液中可发现焦磷酸钙双水化物结晶。X线片上可见关节软骨呈点状和线状钙化斑。

④ 血尿酸高就是痛风了么

高尿酸血症与痛风是应该加以区别的两个概念，两者不是同义词。当血尿酸持续高浓度或急剧波动时，呈过饱和状态的尿酸盐形成微结晶沉积在关节内、关节周围、皮下组织及肾脏等器官，引发相应的症状和体征。此外，影响尿酸溶解度的因素有多种，如雌激素水平、尿酸盐与血浆蛋白的结合程度、局部温度和 pH 值等。因此，高尿酸血症为痛风发生的最重要的生化基础。然而，在血尿酸水平持续增高者中仅有 5% ～ 12% 发生痛风，大多为无症状性高尿酸血症；而少部分患者在急性关节炎发作期血尿酸在正常范围，说明痛风发生的原因较为复杂。

⑤ 血尿酸升高有哪些危害

痛风性关节炎患者，当血液中尿酸水平过高，超出自身溶解度，就会在关节腔内形成细小的尿酸盐沉积，引发急性炎性反应，导致剧烈的关节疼痛。痛风性肾病患者，尿酸盐晶体常常会在肾脏和泌尿系统沉积，诱发各种急慢性肾病，患者的常见临床表现是，夜尿增多、蛋白尿、血尿，严重时甚至会出现肾脏功能不全和尿毒症。动脉粥样硬化患者，长期的血液高尿酸状态会刺激血管壁，促进斑块形成。对于高血糖患者，高尿酸血症会大大降低人体对葡萄糖的利用能力，影响胰岛素发挥正常作用，导致血糖进一步上升。尿酸高不一定都会出现这些问题，但至少说明身体有了异常，要尽早咨询风湿科或内分泌科医生。

6 体检发现血尿酸升高需要服降尿酸药物吗

如果血尿酸升高的同时伴随着有症状的痛风或者痛风石、关节破坏、慢性痛风性关节炎，答案是肯定的，一定要服用降尿酸药物，并将血尿酸控制在 360mmol/L 以下。如果只是单纯的血尿酸轻度升高，并无痛风相关症状，是否应用降尿酸药物目前还存在争议。调整饮食、中药干预或许是不错的选择。

7 HLA-B5801 基因检测是什么

可能很多人对 HLA-B5801 感到陌生，但一定知道别嘌醇，别嘌醇作为一个经典的、价格低廉的降尿酸药物，最大的缺点就是它的过敏反应，严重时可导致剥脱性皮炎甚至危及生命，HLA-B5801 基因与这一严重副作用密切相关。也就是说，HLA-B5801 基因携带者服用别嘌醇发生严重不良反应的风险很高，所以想使用别嘌醇的患者应先筛查 HLA-B5801 基因，如果结果阳性，就要避免使用别嘌醇。

8 降尿酸的药物有哪些

此类药物主要有两类，一类是抑制尿酸生成的药物，这类药可以抑制体内黄嘌呤氧化酶活性，从而减少尿酸的生成。别嘌醇就属于这一类，服用别嘌醇应密切关注药物不良反应的发生，约 2% 服用别嘌醇的患者会出现严重的皮肤不良反应，有的甚至是致命的。有研究发现皮肤反应的出现与携带有HLA-B5801 基因密切相关，通过该基因的检测，就能在用药前筛检出药物不良反应的高危人群，避免服用别嘌醇，从而保证用药的安全。另外非布司他也属于此类药物，安全性相对较高。另一类药物是通过促进尿酸排泄来发挥降尿酸的作用，常用的是苯溴马隆，服用时应注意多喝水，肾功能不全或有肾结石的患者禁用此类药物。

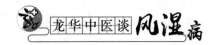
⑨ 降尿酸药物需要终身服用吗

同高血压、糖尿病的治疗一样，降尿酸药物原则上需要终身服用。不过要是血尿酸水平维持在理想水平半年以上，可以试着减少用药量或者停药。但是即使停药了也要保持恰当的饮食和日常生活习惯，并定期检测血尿酸水平。

⑩ 痛风急性发作如何应对

饮食不当或者劳累过后痛风容易急性发作，这时首先要避免发作部位受力及活动，穿宽松的鞋子，肾功能正常的情况下可服用非甾体类抗炎药。发作部位可外敷金黄膏帮助清热消肿止痛。如果平时未进行降尿酸治疗，此时不可自行服用降尿酸药物以防止体内尿酸水平波动从而加重发作程度。如果平时规律服用降尿酸，也不要自行停药。痛风发作还是宜尽早去医院治疗。

⑪ 痛风发作时血尿酸不高，患者需要服用降尿酸药物么

痛风发作是因沉积在关节周围的尿酸结晶溶解释放至血液中而导致，有些是在局部形成了尿酸结晶诱发急性关节炎，而血尿酸并不高，但患者平时血尿酸肯定处于偏高状态，因此建议多测几次。不管血尿酸水平高低与否，在痛风发作时并不建议服用降尿酸药物，以免进一步加重痛风的症状。

⑫ 痛风患者饮食上要如何控制

饮食的控制应该到什么程度才算恰当？有研究发现，即使严格地食用极低嘌呤食物，血尿酸的浓度下降也有限；然而，无节制地饮食可使血尿酸浓度迅速达到随时发作的状态。从另一角度来讲，痛风患者常同时伴高脂血症、高血糖或高血压等疾病，这些疾病本来就需要控制饮食，因此食物控制是必要的。饮食控制的一般原则是避免进食高嘌呤饮食，如动物内脏、沙丁鱼、蛤、蟹等嘌呤丰富的食物。含中等量嘌呤的有鱼虾类、肉类、豌豆、菠菜等；至于水果、蔬菜、牛奶、鸡蛋等则含嘌呤很少，可以放心食用。需严格戒酒，

以防急性发作。为促进尿酸排泄宜多饮水，保证每天尿量在 2000mL 以上。

⒔ 高尿酸血症及痛风患者可以吃豆制品吗

嘌呤 80% 来源于体内，20% 来自于饮食。有研究认为，在加工制作豆腐、豆浆这类食品过程中，豆类植物含有的嘌呤大部分已遭到破坏，而且其代谢所产生的血尿酸的清除速率与健康人群并无不同，说明豆制品的摄入并不能够引起血清尿酸水平的明显升高。因此，在肾功能正常的情况下，高尿酸血症及痛风患者可以适量吃一些豆制品。

⒕ 痛风患者可以吃哪些蔬菜水果

绝大多数蔬菜中的嘌呤含量都远低于肉类，因此痛风患者可以吃新鲜的、多样的蔬菜。水果方面，痛风患者则要选择果糖含量低的水果，少吃富含果糖的水果，高果糖含量的水果包括苹果、橙子、香蕉、甘蔗、柚子、柿子、桂圆、石榴等；含果糖较低的水果有樱桃、葡萄、草莓、西瓜、青瓜、橄榄等。

⒖ 注意忌口痛风还会发吗

痛风与高尿酸血症为常见的中老年人嘌呤代谢异常性疾病。嘌呤 80% 来源于体内，20% 来自于饮食，有研究指出，严格的饮食控制只能使血尿酸值下降 1～2mg/dL 而已。所以对于痛风患者即使严格忌口也有可能发作，宜采用综合治疗，除适当的饮食控制外，肥胖的患者要适当地减轻体重，并严禁饮酒，少食盐。平素可多饮水，保持尿液稀释，以减少尿酸结石的形成，减少痛风的发作频率。

⒗ 朋友听说我有痛风给我带了保健品，我能吃吗

目前常见的针对痛风的保健品主要是从芹菜籽或是樱桃中提取做成的，研究表明这两种植物及有效成分对痛风和高尿酸血症能起到一定的缓解作用。但是保健品不是药品，患者还是要在医院接受专业的治疗和随访，在咨询医

生的意见后决定是否使用这类保健品作为辅助。另外，市面上还有一些代茶饮，因为成分不明确，故不建议患者随意使用。

⑰ 痛风患者可以锻炼吗

痛风急性发作时，患者要绝对禁止锻炼，避免对关节产生进一步的损伤。好转以后可循序渐进地开始锻炼，推荐进行有氧运动，如快步走、游泳、太极拳等，不仅可以增强关节肌肉功能，还可以改善患者的身心健康。

⑱ 痛风患者喝什么饮料较好

在日常门诊中我们发现很多患者尤其是年轻人喜欢把饮料当茶饮，因为饮料口感好，甜度高，殊不知含糖饮料中最主要的成分是果糖浆，它可显著提高血尿酸水平，甚至与啤酒不相上下，尤其是碳酸类饮料、果蔬汁、运动饮料和凉茶等，长期饮用会增加痛风、肥胖、糖尿病风险。因此，建议平时还是应该多喝白开水或者可以喝浓度较淡的绿茶，无甜味及香精的纯天然苏打水也是可以适量饮用的。

⑲ 中医对痛风治疗有什么办法吗

痛风的起病无外乎内外两个方面，外因是长期饮酒、饮食失节，内因则是脏腑功能失调。一般可以采用健脾化湿解毒法治疗痛风性关节炎，急性期偏重于解毒化湿；缓解期以健脾化湿为主，其痛风发作的程度降低、发作的频率减少，能较好地控制急性发作，缓解病情且无明显毒副作用。另外，金黄膏外用可以清热解毒、散结消肿、止痛，对于痛风急性期有着较好的作用。

⑳ 对痛风患者有哪些食物可以推荐吗

痛风患者包括高尿酸血症者平时宜多吃高钾质食物，如香蕉、柑橘、西兰花、西芹等，钾质可减少尿酸沉淀，有助将尿酸排出体外。多摄取充足的碱性食物，如白菜、芹菜、黄瓜、苹果、番茄等。

㉑ 痛风患者可以吃荤菜吗

痛风患者并非完全不能吃荤菜，不吃荤菜，除无口福外，许多对身体有益的营养素特别是蛋白质摄入不足，又会使体质下降。因此，有些荤菜如鸡蛋、鸭蛋、皮蛋、牛奶、乳酪等，嘌呤含量很低，可以放心吃。鸡肉、猪肉、牛肉、羊肉、鱼、虾、螃蟹、豆类及其制品等，嘌呤含量中等，病情不发作时可以少量进食，建议这些荤菜先过下水再烹饪，这样可以过滤近一半的嘌呤，每次吃一至两样，一周间隔吃一到二次。吃的同时，注意适当多饮水（不包括菜汤或者肉汤，因大量嘌呤在烹调时会溶入汤中）。

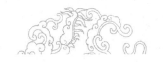

第八章 骨关节炎

1 什么是骨关节炎

骨关节炎为一种退行性病变，系由于增龄、肥胖、劳损、创伤、关节先天性异常、关节畸形等诸多因素引起的关节软骨退化损伤、关节边缘和软骨下骨反应性增生，又称骨关节病、退行性关节炎、老年性关节炎、肥大性关节炎等。临床表现为缓慢发展的关节疼痛、压痛、僵硬、肿胀、活动受限和关节畸形等。

骨关节炎主要症状为关节疼痛，常发生于晨间，活动后疼痛反而减轻，但如活动过多，疼痛又可加重。另一症状是关节僵硬，常出现在早晨起床时或白天关节长时间保持一定体位后。检查受累关节可见关节肿胀、压痛，活动时有摩擦感或"咔嗒"声，病情严重者可有肌肉萎缩及关节畸形。出现以上症状时应警惕骨关节炎的发生。

2 骨关节炎好发于哪些人

①老年人最易患骨性关节炎。在骨性关节炎的发病因素中，年龄是最主要的决定因素。所有骨性关节炎的发病率均随年龄增长而上升，患病率也随年龄增长而上升。②女性较男性易患病，特别是在更年期后。③肥胖者。肥胖可能由于增加负重关节的力学压力，出现生理退变而致骨性关节炎，特别

易患膝关节骨性关节炎。④外伤。由于外伤对骨质、软骨的破坏，引起异常病理改变导致骨性关节炎。⑤特殊职业的人也易患骨性关节炎。如芭蕾舞演员的跖趾关节，纺织工的手，矿工的髋、膝关节，棒球运动员的肩、肘，足球运动员的足、踝、膝，拳击运动员的掌指关节均易患骨性关节炎。⑥其他情况。如类风湿关节炎患者容易继发骨性关节炎，一些姿势不良容易导致颈椎骨质增生，如长期伏案工作、睡眠姿势不良、枕头不合适等。

❸ 骨关节炎、肥大性关节炎、骨质增生、退行性关节炎是同一种病吗

这四种名称均指同一疾病，是最常见的一种关节炎，以中老年居多，是老年人关节致残的主要原因。骨质增生因所在部位不同而有其各自的特点，如膝关节的骨质增生常被称为"骨刺"，脊椎骨的骨质增生主要表现为椎体的"唇样"改变。骨质增生是一个病理改变，不一定有症状。骨关节炎的患者，以关节面、关节软骨损伤为主，伴有骨质增生。骨关节炎的患者，会出现关节疼痛，肿胀，或者活动功能障碍，但骨质增生，不一定会引起疼痛。骨关节炎也称为骨关节病、退行性关节炎、增生性骨关节炎、肥大性骨关节炎，均指一种病，是老年人常见的一种骨关节损害。一般认为是由于衰老、创伤、炎症、肥胖、代谢障碍和遗传因素引起。由于膝、髋关节为承重关节，因此肥胖者膝、髋骨性关节炎最为多见，对于受压大、磨损多的关节，如颈椎、腰椎也易发生病变。

❹ 怎样预防和治疗骨性关节炎

骨性关节炎是一种退行性病变所致的疾病，目前无治愈方法，应根据患者的具体情况制定治疗方案，主要采用综合治疗来减轻疼痛、缓解症状、保护关节功能。①首先应解除思想顾虑；②保护受累关节，使其充分休息，不要使用过度，这不仅能缓解疼痛，而且能防止病情进展；③肥胖患者应减轻体重；④多食富有钙和胶质的食品，并可补充钙制剂；⑤理疗对缓解疼痛和

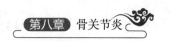

伴发的肌肉痉挛，维持及恢复关节功能有一定帮助。⑥关节肌肉锻炼有利于肢体功能的维持或恢复，如在没有阻力情况下做肌肉收缩动作和肢体的适度活动等；⑦药物治疗：现用的药物仅仅是缓解症状，主要是用非甾体类抗炎药如消炎痛、布洛芬等，对个别关节痛发作者可局部应用搽剂或贴剂治疗。⑧严重的骨性关节炎，已造成肢体残疾、肢体功能障碍者可考虑手术治疗。

5 颈椎骨质增生就是颈椎病吗

颈椎骨质增生和颈椎病不完全是一回事。颈椎骨质增生是一种状态而颈椎病属于一种疾病；颈椎在长期慢性损伤的情况下，可出现椎间盘病变、韧带损伤、小关节紊乱、骨质增生等，当因为颈椎骨质增生而产生了一系列临床表现才能称为颈椎病。根据增生的颈椎对颈部神经、血管压迫的程度和部位，可分为5种类型：①神经根型：由于增生的骨质压迫了颈神经根导致了颈、肩、臂部疼痛、麻木及腕部、手指放射痛，颈部活动功能障碍等。②椎动脉型：增生的骨质压迫或刺激椎动脉引起椎–基底动脉痉挛和供血不足，而出现眩晕、偏头痛、视力障碍、发音障碍、耳鸣、耳聋和猝倒。③脊髓型：多为增生的骨质及颈部椎间盘退行性变突入椎管内压迫脊髓而引起四肢麻木、酸胀、烧灼、疼痛，行走时有"踩棉花感觉"，身体重心不稳定，易摔倒，肢体肌张力增高，肌力减弱。④食管型：由于颈椎前缘增生的骨质压迫了食管后壁所致，患者有咽喉不适、异物感、吞咽困难等症。⑤交感神经型：增生的骨质压迫了颈椎两旁的交感神经。患者出现眼裂一侧大一侧小，瞳孔不等大，有时视物不清。半边颜面部干燥，出汗少等。

6 办公室工作人员如何预防颈椎病

长期从事财会、写作、编校、打字、文秘等职业的工作人员，由于长期低头伏案工作，易于发生颈椎病。因此应做好以下预防工作：①在坐姿上尽可能保持自然的端坐位，头部略微前倾，保持头、颈、胸的正常生理曲线；可升高或降低桌面与椅子的高度比例以避免头颈部过度后仰或过度前屈。②应在伏案工作1～2小时，有目的地让头颈部向左右转动数次，转动时应轻柔、缓慢，以达到该方向的最大运动范围为准；或行夹肩运动，两肩慢慢紧缩 3～5 秒钟，尔后双肩向上坚持 3～5 秒钟，重复 6～8 次；也可利用两张办公桌，两手撑于桌面，两足腾空，头往后仰，坚持 5 秒钟，重复 3～5 次。③每当伏案过久后，应抬头向远方眺望半分钟左右。这样既可消除疲劳感，又有利于颈椎的保健。

⑦ 针对颈椎病的体育锻炼都有哪些方法

颈椎病的体育锻炼方法对颈椎病易感人群、轻中度病例、手术后恢复期患者均可适用，其具体方法有以下几类：①体操：由体疗医师或护士根据具体情况制定出患者可以负担而又略为"吃力"的四肢活动体操。②拳术：其中尤以太极拳较为理想。③扩胸器及哑铃等上肢体育锻炼。④其他锻炼：可根据病情及具体条件不同而选用相应的器具与方法，有条件者最好在专人指导下循序渐进加大锻炼强度与时间。⑤脊柱及颈部锻炼：因颈椎病为退变性疾病，故颈部不宜做剧烈运动，以一般的伸、屈、侧屈活动及侧转运动为主。

⑧ 高枕是否无忧

俗话说"高枕无忧"，其实不然。从医学角度看，长期睡眠使用过高的枕头，能够诱发颈椎病或形成习惯性落枕。人的一生当中，大约有 1/4～1/3 的时间是在睡眠中度过的。所以，枕头的高度是否合适，对人体的健康具有很大的影响。长期使用高枕，头部前倾，颈曲就会减小，甚至变直，即可导致颈部软组织劳损，易形成慢性颈肩痛或习惯性落枕。久而久之，颈椎骨关节失稳，就可能发生退行性改变。因此，高枕并非无忧。不论是颈椎病患者，还是健康人，睡眠时都不应使用高枕，应使用低枕睡眠，保持颈椎的生理性前曲，预防颈椎病的发生。

⑨ 老年人的关节疼痛都是骨关节炎吗

老年人出现关节痛不一定都是骨关节炎。在风湿疾病中，如类风湿关节炎、风湿性关节炎、强直性脊柱炎、系统性红斑狼疮、痛风等都会出现关节

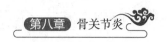

疼痛。在风湿病之外，仍有许多疾病可出现关节疼痛，特别是一些恶性肿瘤也可出现关节疼痛，需提高警惕，及时去专业医院就诊。

⑩ 骨关节炎患者需要补钙吗

许多人对于骨关节炎的认识有一个误区，即"关节痛，得补钙"。其实不然。骨关节炎是一种退行性疾病，主要表现为关节软骨的退行性变性和消失，关节边缘和软骨下骨质反应性增生，从而导致了中轴关节和周围关节的一系列临床表现。一说到骨关节炎，很多人觉得骨关节之所以"病了"是因为缺乏钙了，但其实这是一个很普遍的误区。骨关节炎与人体内关节是否缺钙并无太大关系。

⑪ 骨关节炎患者关节腔内注射"润滑油"就能好吗

所谓的关节腔注射的"润滑液"是指关节腔注射玻璃酸钠，这是目前临床上一种常用的治疗骨性关节炎的药物，其主要成分与关节液相同，有着比较好的止疼效果，并可以对关节软骨起到一定的保护作用，但注射玻璃酸钠并不能彻底改变膝关节退行性改变的事实，而且注射玻璃酸钠以后仍需要患者减少受累关节的负重活动。因此，只有通过综合治疗才能较好地达到缓解疼痛的目的。

⑫ 骨关节炎患者适合做些什么运动

在骨关节炎急性发作期以静养为主，以避免对关节滑膜的刺激。但当病情缓解后则需要适当锻炼，通过增加肌肉力量达到稳定关节的目的，同时也可以增加关节活动度，延缓疾病的进展。

不同的患者可以根据自身病情的轻重估计自身关节的承受力，本着从小量开始循序渐进的原则。对于膝骨关节炎，应选择非负重运动方式。最好是游泳、骑车，酌情选择散步、慢跑。

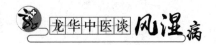

13 "骨刺"能否消除

许多传播媒介争先恐后地"隆重"推出"消刺新药"和"消刺专家",那么"骨刺"能消除吗?所谓的骨刺就是正常骨组织增生的部分,它与正常组织密切相连;增生后的关节负重面积增大,承受的压力相对减少,关节的稳定性和负重能力增强,从这个角度讲骨质增生是人体自我保护的代偿反应。但是当增生的骨质对其他组织造成压迫时就会产生疼痛、麻木等不舒服的感觉。实际上骨质增生不是一种独立的疾病,而是人体在衰老过程中的一个必然改变,就像老年人的头发变白和皱纹增多一样是正常的生理退行性变化。有实验测定,增生的骨质和人体原有的骨骼结构相似,成分相同。如果真能够将增生的骨刺"消除",那么,人体所有的骨骼岂不是同时"化"为乌有了吗?目前所有的治疗措施:理疗、推拿、针灸、按摩、封闭、牵引、雾化、中医中药、西药等都在一定程度上起到了活血化瘀、行痹通络、抗炎镇痛等作用,缓解了疼痛的症状甚至是关节腔积液,但肯定没有"消除"骨刺的作用。

14 骨关节炎患者平时应怎么吃

骨关节炎患者平时饮食应注重:①少食肥肉、高动物脂肪和高胆固醇食物,因其产生的酮体、酸类、花生四烯酸代谢产物和炎症介质等,可抑制 T 淋巴细胞功能,易引起和加重关节疼痛、肿胀、骨质脱钙疏松与关节破坏。②要少食牛奶、羊奶等奶类和花生、巧克力、小米、干酪、奶糖等含酪氨酸、苯丙氨酸和色氨酸的食物,因其能产生致关节炎的介质前列腺素、白三烯、酪氨酸激酶自身抗体及抗牛奶 IgE 抗体等,易致过敏而引起关节炎加重、复发或恶化。③少食甜食,因其富含糖类易致过敏,可加重关节滑膜炎的发展,易引起关节肿胀和疼痛加重。④少饮酒和咖啡、茶等饮料,注意避免被动吸烟,因其都可加剧关节炎恶化。

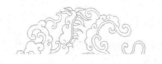

第九章 骨质疏松

1 什么是骨质疏松

骨质疏松即骨质疏松症，是多种原因引起的一组骨病，骨组织有正常的钙化，钙盐与基质呈正常比例，以单位体积内骨组织量减少为特点的代谢性骨病变。在多数骨质疏松中，骨组织的减少主要由于骨质吸收增多所致，以骨骼疼痛、易于骨折为特征。

2 哪些症状出现应警惕骨质疏松

（1）疼痛：原发性骨质疏松症最常见的症状，以腰背痛多见，占疼痛患者的 70%～80%。疼痛沿脊柱向两侧扩散，仰卧或坐位时疼痛减轻，直立时后伸或久立、久坐时疼痛加剧，弯腰、咳嗽、大便用力时加重。一般骨量丢失 12% 以上时即可出现骨痛。老年骨质疏松症时，椎体压缩变形，脊柱前屈，肌肉疲劳甚至痉挛，产生疼痛。胸腰椎压缩性骨折，亦可产生急性疼痛，相应部位的脊柱棘突可有强烈压痛及叩击痛。若压迫相应的脊神经可产生四肢放射痛、双下肢感觉运动障碍、肋间神经痛、胸骨后疼痛类似心绞痛。若压迫脊髓、马尾神经还影响膀胱、直肠功能。

（2）身长缩短、驼背：多在疼痛后出现。脊椎椎体前部负重量大，尤其第 11、12 胸椎及第 3 腰椎，负荷量更大，容易压缩变形，使脊椎前倾，形成驼背，随着年龄增长，骨质疏松加重，驼背曲度加大，老年人骨质疏松时椎体压缩，每椎体缩短 2mm 左右，身长平均缩短 3 ～ 6cm。

（3）骨折：是退行性骨质疏松症最常见和最严重的并发症。

（4）呼吸功能下降：胸、腰椎压缩性骨折，脊椎后弯，胸廓畸形，可使肺活量和最大换气量显著减少，患者往往可出现胸闷、气短、呼吸困难等症状。

3 哪些人群容易患骨质疏松

（1）高龄：绝经的女性和 65 岁以上的人群，为骨质疏松症的易发人群。

（2）雌激素缺乏：女性雌激素减少可加快骨量的丢失，这也是绝经后女性特别容易患骨质疏松症的主要原因之一。

（3）饮食缺钙：钙缺乏是骨质疏松的重要原因，有关资料显示，每天钙摄入量不足 600mg 的人更易发生骨质疏松症。

（4）体重低者：体重低者易发生骨质疏松症，特别是女性患者中，瘦小的女性因脂肪组织少，雌激素水平较低，更容易患骨质疏松症。

（5）不良的生活习惯：大量饮酒、吸烟会影响骨骼健康。咖啡、茶、可乐等饮品中含有咖啡因，过量摄入后有利尿作用，可导致尿量增加，而身体的钙可随着小便排出。

（6）遗传性因素：遗传性因素包括种族、性别、家族史等。有骨质疏松症家族史的人，更易患骨质疏松症。从种族方面的研究看，白种人比黄种人和黑人更易患骨质疏松症。

（7）缺少运动：适量运动，尤其是负重运动，可以增加骨密度及减少或延缓骨量丢失。运动还可使肌肉发达，可促进骨形成和增加骨强度，能有效保护骨骼免受骨折。

（8）患有某些慢性疾病：如患有内分泌代谢疾病、营养代谢性疾病、肝肾功能不全、类风湿关节炎、严重肝病等疾病。

（9）药物因素：使用糖皮质激素、苯妥英钠、肝素、炔雌烯醇、异烟肼、含铝的抗酸药均可诱发骨质疏松症。

4 骨质疏松有什么危害

骨折是骨质疏松常见而极其影响生活质量的并发症，严重骨质疏松患者在受到轻微暴力时，例如摔跤、坐车颠簸，甚至咳嗽都有可能导致骨折，常见的骨折包括胸腰部骨折、髋部骨折、手腕部骨折。骨折可导致疼痛、身高变矮、驼背甚至残废。同时骨质疏松的患者骨骼质量处于一种非常脆弱的状态，当发生骨折时处理起来是极为困难的，手术内固定难以牢靠固定，骨折愈合慢且强度差。老年患者骨折后的疼痛、活动受限可加重原来的心血管疾病、高血压等。长期卧床还可诱发肺炎、血栓、褥疮、尿路结石等多种并发症，严重影响生活质量甚至危及生命。

5 骨质疏松需要治疗吗

很多人认为骨质疏松是年龄增长的自然变化，没有必要治疗或者补补钙就可以了。实际上骨质疏松患者的骨流失速度远远大于增龄引起的骨量减少，如果任其发展或者单纯补钙，发生骨折风险较大。而通过系统治疗，不仅可以改善疼痛等症状，还可以增加骨密度，极大地降低骨折风险，提高生活质量。这个情况与高血压类似，经过正规降血压治疗可以降低心脑血管疾病发生风险。

6 骨质疏松就是缺钙吗

很多人认为，人到老年，腰背痛，腿脚痛是因为"缺钙"而造成的，甚至认为这种疼痛不用治疗，挺一挺就能熬过去。我们知道，钙是构成骨骼的主要成分，但骨质疏松并不单纯是因为缺钙，而是由于多种因素导致骨质流失速度超过骨质形成速度所致。因此，单靠补钙来治疗骨质疏松症是远远不够的，补钙必须与抗骨质疏松药物（包括抑制骨吸收的药和促进骨形成的药）相结合，才能有效地治疗骨质疏松症。

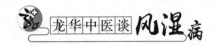

7 补钙可以治疗骨质疏松吗

钙是骨骼的重要成分，主要来源于食物。如不能从食物中摄入足量的钙质，可补充钙剂。但是钙剂并不能影响破骨细胞的活性，也不能促进新骨形成，单纯应用钙剂不能防治骨质疏松及降低骨折的发生概率。正常人每天需 500mg 以上的元素钙，骨质疏松症患者应补钙 1 ～ 2g/d，常用的钙剂有乳酸钙、氯化钙、碳酸钙等，其中以碳酸钙和有机钙为佳，钙应与维生素 D 同用，因为钙的吸收需要维生素 D 的参与。

绝经期妇女还可选用雌激素替代疗法。对已有明确的骨质疏松者，可选用降钙素、二磷酸盐、氟化钠等以迅速减轻疼痛，缓解病情，但需在医师指导下使用。

8 骨质疏松怎样补钙呢

钙是形成骨组织的主要成分，只有摄入足量的钙才能有效促进骨形成。我国人群平均食物摄钙量约为每人 400 ～ 500mg/d，属于低钙膳食，而食物中钙含量不够应通过钙剂补足。我国根据 FAO/WHO（联合国粮农组织 FAO 世界卫生组织 WHO）专家委员会建议，规定的每日钙需要量为：青春发育期 1000 ～ 1200mg/d，怀孕期 1200 ～ 1500mg/d，母乳期 1000 ～ 2000mg/d，成人 400 ～ 500mg/d，绝经期妇女 1200 ～ 1500mg/d，老年人 1000 ～ 1200mg/d，其中，多数专家认为成年人应为 800mg/d。钙摄入 2000mg/d 以内对大多数个体都是安全的。钙剂服用最佳时间在晚上临睡前比较好，因为甲状旁腺介导的骨吸收主要发生在晚上空腹时。另外，适量的维生素 D 摄入对钙的吸收很重要，不能充分得到日照的老年人，每日应补充维生素 D400 ～ 800IU，含维生素 D 丰富的食物有油、肝、奶。

9 哪些食物可以补充人体钙质

含钙较多的食物主要有牛奶、虾仁、虾皮、蛋类、绿色蔬菜等。必须指出单独长期补钙，会使吸收过剩，导致血钙增高，容易诱发肾结石和肾损害。

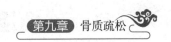
矿物质磷、镁也参与骨代谢调控。一般膳食已足以补充矿物质之需要。但绝经老年人，骨磷向血液释放增加，肠道镁吸收减少，血镁水平下降，一般膳食就不能满足补充矿物质的需要了。

10 骨质疏松患者需要运动吗

患上了骨质疏松的人，所有举动都特别小心翼翼，生怕碰坏了自己。是的，骨质疏松患者最怕跌，稍不当心就容易骨折，因此不少人选择在家躺着或者坐着静养。实际上骨质疏松患者不要拒绝运动，选择适合自己的运动方法，不仅可以改善血液循环，还可以调节神经内分泌，促进钙的吸收和利用，增强骨密度，更助于骨骼健康。

11 日常生活中如何防止骨质疏松的发生

为预防骨质疏松的发生，除药物外，更应注意个人生活方式，如忌酒戒烟，因为酒精对骨骼有毒性作用，吸烟降低骨密度峰值，导致早绝经及影响雌激素替代治疗的效果；糖皮质激素及某些药物会增加骨的丢失，影响骨的生长；盐及过量的蛋白质和磷（含于肉类中）可增加钙从尿中排出；过量的纤维性食物可降低人体对钙的吸收率；咖啡因能增加尿中钙浓度，常喝咖啡和可乐会使钙丢失增加；缺少运动会使骨钙减少，骨形成减慢。年轻时体育锻炼对增强骨质起重要作用，而在老年期则只起维持骨质作用。户外日光浴可调节骨钙代谢。如已有骨质疏松症者，因容易发生骨折，不要举重物；不要使背部过度劳累；不要用凳子或椅子垫脚从高处取物；不要把头弯至腰部以下拾物，而应下蹲，且保持上身平直拾物；步行或做事尽量放慢速度，以免跌倒；为防止脊柱弯曲，站立时身体要平直，坐立时身体要挺直，卧位时身体要伸直。

12 骨质疏松者适合做什么运动

运动方案需要按年龄段来进行区别，其中年龄比较大的患者易出现老年性骨质疏松、绝经性骨质疏松，此时预防及治疗方案主要以有氧运动、传统

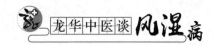

养生运动为主，低强度抗阻力量训练及低强度冲击性运动为辅；而青少年骨骼健康运动方案以强身健体锻炼为主，可以中高强度的冲击性运动为主，有氧运动及抗阻力量训练为辅，运动强度及运动量根据个体情况进行阶段性调整。

13 适合骨质疏松患者锻炼的民族传统健身运动有哪些

我国的民族传统健身运动有着悠久的历史，种类繁多，有太极、五禽戏、八段锦等，长期练习太极等传统养生气功对于身体机能的促进有着积极的作用。以太极拳为例，太极拳中很多动作对下肢骨有着一定的刺激作用，因此大多数太极拳练习者都有良好的平衡能力。大量研究表明，太极拳等传统健身运动能够促进骨的形成，防止骨质流失，对于预防骨质疏松有着一定的效果。国内也有报道，易筋经、八段锦、五禽戏、回春功以及六字诀能够显著提高绝经女性桡骨、尺骨远端以及腰椎骨密度和血清碱性磷酸酶，降低尿脱氧吡啶啉排泄率。五禽戏可以使老年性骨质疏松患者的腰椎骨密度明显增加，并改善腰背痛，对原发性骨质疏松的防治效果显著。太极柔力球也能改善围绝经期及绝经后女性的骨代谢指标，延缓骨质流失。

14 骨质疏松患者可以喝茶吗

目前已有许多研究指出，有喝茶习惯者的人，并不会导致骨质疏松。相反的，许多动物与人体实验结果显示，绿茶和红茶的萃取物，能帮助改善骨骼密度、减少骨骼相关疾病的发生，从而有效降低骨质疏松的风险。喝茶能预防骨质疏松的关键在于茶饮中的黄酮类化合物，其可抑制破骨细胞在骨骼产生的骨质解离作用，而且黄酮类化合物有类似雌激素的特性，对于停经的妇女也有预防骨质流失的功效。除此之外，绿茶中的茶多酚，有活化骨骼钙化作用中成骨细胞的活性；也有抑制破骨细胞活性的功能，能有效减少骨质解离的情况。不过喝茶也要有度，餐后一小时饮用可以减少茶叶对胃的影响。

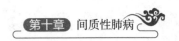

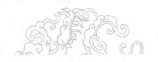

第十章 间质性肺病

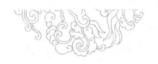 **什么是间质性肺病**

随着 CT 影像技术的发展和人们生活水平的提高，目前肺部 CT 已经能够作为常规体检项目开展了。患有风湿免疫系统疾病的患者拿到报告，可能会发现上面有"肺间质改变""肺纤维化""肺间质炎症"等影像学描述，甚至会做出"间质性肺炎"的诊断，百度一查发现这还是一个很严重的疾病，非常担心。那么究竟什么是间质性肺病呢？中医又是怎样认识这个病的呢？

实际上，间质性肺病（ILD）是以弥漫性肺实质、肺泡炎症和间质纤维化为基本病理改变，X 线胸片提示弥漫性浸润阴影，以活动性呼吸困难、限制性通气障碍、肺弥散（DLCO）功能降低和低氧血症为临床表现的不同种类疾病群构成的临床 – 病理实体的总称，病变主要发生在肺间质，累及肺泡上皮细胞、肺毛细血管内皮细胞和肺动静脉。要弄清楚这个病到底是什么，不妨从了解什么是肺间质开始。一般而言，肺间质包括肺实质的大部分，由位于肺泡之间的组织所组成。我们知道肺里的数亿个肺泡无时不刻在为我们工作——完成气体交换。如果将肺泡比作一个个房间，那么肺间质就像是房间之间的钢筋骨架。通俗来讲，间质性肺病发生时，就好像是这些钢筋骨架朽坏了一样，也会累及到更细微的结构，例如肺泡上皮细胞（好比各个房间）、肺毛细血管内皮细胞和肺动静脉（好比其中埋藏的电线、水管）。正是因为这个病累及到了细微的结构，所以可以通过中医的"络病理论"很好地加以解释，并通过祛除细微的肺络中的痰、瘀，并通过辨证论治的方式扶助正气加以治疗。

❷ 间质性肺病可以分为哪些种类，哪些种类适合寻求中医治疗

目前，已经发现有180多种疾病可累及肺间质，根据病因主要可以分为两大类：

（1）病因已知的间质性肺病，比较常见的原因有：①无机粉尘，例如煤尘工人肺、硅肺、石棉肺等。②药物、治疗相关因素，例如胺碘酮等心血管药物、甲氨蝶呤等抗肿瘤药物、降糖药、放疗等。③肺部感染，例如血行播散性肺结核、病毒性肺炎、肺孢子菌病等。

对于这一大类的疾病，主要的防治措施是避免诱发因素，同时用西药针对病因治疗，也可以通过中医中药改善症状。

（2）病因未明的间质性肺病：可以分为原发性与继发性两大类。原发性肺疾病包括，特发性肺纤维化（IPF）、普通型间质性肺炎（UIP）、特发性间质性肺炎（IIP）、结节病、淋巴管平滑肌瘤病等。继发性的相关疾病主要包括，结缔组织病、肺泡充填性疾病、肺血管炎相关的疾病、肝病相关疾病、肠病相关疾病等。其中结缔组织病合并间质性肺病非常常见，例如类风湿关节炎（RA）、进行性系统性硬化症（SSC）、系统性红斑狼疮（SLE）、多肌炎和皮肌炎（PM/DM）、干燥综合征（SS）、混合性结缔组织病（MCTD）、强直性脊柱炎（AS）等都易合并发生间质性肺病。

第二大类的疾病因为病因不明，西药的治疗效果往往较为有限。此时，如果能寻求中医药治疗，有时能起到意想不到的效果。并且，某些继发性间质性肺病的原发病，如干燥综合征、系统性红斑狼疮等使用中药控制病情发展也较易起到积极的作用。

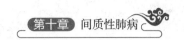

3 间质性肺病会不会传染，是不是要隔离

一般来说，因为间质性肺病并不是一种传染病，所以不用刻意地隔离来避免对家人造成影响。但是，有些病毒感染也是导致肺纤维化的因素，所以如果是因为这些疾病导致了间质性肺病，还是需要采取相应措施的。另外，因为感冒、发热是间质性肺病明确的加重因素，容易诱发感染，而每感染一次，病情就会加重一次，所以为了保护自己，当家中有其他人感冒时，患者需要与他们适当保持距离。

4 间质性肺病严重吗

医学研究表明，原发性的间质性肺病，尤其是特发性肺纤维化，死亡率确实很高。结缔组织病合并间质性肺病，如皮肌炎合并间质性肺病较常见，死亡率亦高。目前仍无特殊的治疗方案，糖皮质激素联合免疫抑制剂仍是一线治疗方案，早期诊断，早期用药可以降低其死亡率。特别是在中医药介入后，通过扶正祛邪，调整脏腑功能，可以提高患者抗病能力，改善生活质量，延长生存期。

5 得了间质性肺病，可以吃中药吗

目前，多将间质性肺病归入中医"肺痿"或"肺痹"的范畴，认为其基本病机多为先天不足、后天外邪侵犯肺部，日久造成气血运行不畅，瘀血、痰饮、热毒积聚在肺部络脉，形成一种虚实夹杂的状态，所以建议有间质性肺病的患者长期服用中药调理。如有急进性的进展，应在专科医师的指导下调整用药方案。

6 间质性肺病患者吃什么药管用，有特效药吗

间质性肺病是一种持续发展的疾病，吃药的目的是控制肺泡炎症使之部分逆转，进而防止其发展为不可逆的肺纤维化。虽然，全世界范围内的医药工作者付出了巨大的努力，但还没有找到治疗本病的特效药物。尽管目前没

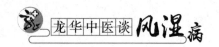
有明确哪一种药物能够有效地治疗间质性肺病，但一般仍推荐使用糖皮质激素和免疫抑制剂联合使用来控制病情。有条件的患者可以尝试吡啡尼酮、乙酰半胱氨酸（富露施）等药品帮助抗肺纤维化。另外，通过中医辨证论治，采用化痰、活血、补气、养阴、通络等方法对于维持间质性肺病患者的状态、预防感冒等急性加重因素等也有帮助。

7 得了间质性肺病可以锻炼身体吗

因为患者肺功能较差，所以不提倡得了间质性肺病的患者做耗氧量大的剧烈运动，但仍建议综合运用有利于肺部的呼吸方法，以增加肺活量，具体方法包括：①散步呼吸，散步时慢吸快呼，每次锻炼以 10～15 次为宜，每天锻炼 2～3 次。②屏气呼吸，通过鼻子吸入气体，吸气过程中腹部尽量向上鼓起，膈肌尽量向下压，胸廓尽量向外展开，使尽量多的空气进入肺部，随后屏住呼吸 5～10 秒，具体时间可视个人情况调整，并建议通过锻炼逐渐延长屏气时间。屏气后，再经嘴缓慢吐气，反复屏气呼吸 5～10 分钟，每天锻炼 2～3 次。③捏鼻呼吸，捏住一侧鼻孔，用另一侧鼻孔吸气，当吸气吸到饱和后，屏气 8～10 秒左右再将气体由鼻呼出。每边各做 5 次。④功法呼吸，配合诸如太极拳、回春功、八段锦等传统功法进行呼吸锻炼，也有利于肺功能的康复。

8 间质性肺病患者吃激素有用吗

间质性肺病会持续进展，目前没有特效药物，吃激素可能有助于控制肺泡炎症，但并没有证据表明一定能够控制甚至逆转肺纤维化的进程。根据我们临床经验，在中药辅助下可以相对顺利撤减激素，过程也相对平稳一些。

9 得了间质性肺病，需要使用呼吸机吗

得了间质性肺病，总是觉得喘气、憋气、气不够用，而通常所说的"喘气""憋气""气不够用"都属于"呼吸困难"的范畴，一般推荐使用家庭氧疗配合呼吸康复锻炼改善症状，并应定期复查肺弥散功能和血气分析，如果

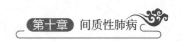

已经发生严重的呼吸衰竭，那么应在医师指导下使用呼吸机。

⑩ 得了间质性肺病有什么忌口吗

（1）主要有"两忌"：①忌刺激，因为辛辣、油炸、海鲜等刺激性强的食物都容易引发气道反应，甚至诱发过敏状态，所以间质性肺病的患者应该避免食用，应该保持饮食清淡。②忌干硬，过于干、硬的食物会加重呼吸急迫所引起的吞咽和咀嚼困难，甚至损伤食管引发剧烈咳嗽，所以也应避免食用。如果病情比较严重，宜食用半流食或软食，使吞咽较为顺畅，也有利于营养的吸收。

（2）饮食上还要注意"两多""两禁"：①多补水，间质性肺病的患者常需要张口呼吸，容易出虚汗、咳嗽咯痰，胃口也比较差，吃得少，总体上水分摄入不足，所以有条件的情况下提倡患者多饮用健康的水，以补充体内水分，也有助于痰液稀释。如果患者身体的总体情况较差，还可以直接选择静脉补液。不过，伴有心衰的患者要控制饮水量及补液量，避免加重心脏负担。②多补鲜，提倡患者多补充新鲜的糙米、蛋类、粗粮、蔬菜、水果、瘦肉等，因为这些食品富含维生素和优质蛋白，能为身体提供有益的营养成分，增加对于外界的抵抗力，有条件的话可以在中医师的指导下使用药膳调理。另外，肥胖的患者还要注意适当控制体重。③禁烟禁酒，因为烟、酒都容易诱发咳嗽，甚至引起肺支气管的损伤，加重病情，所以间肺患者应该尽量避免抽烟喝酒。

第十一章 风湿性多肌痛

1 什么是风湿性多肌痛

风湿性多肌痛（PMR）是一种表现为近端肌群（肩胛带肌、骨盆带肌）、颈肌疼痛和僵硬，伴血沉显著增快的非特异性全身症状的疾病。一般是一个良性过程，与年龄密切相关。随着年龄增长，发病会逐渐增多，多见于50岁以后，实验室指标中抗核抗体和类风湿因子是阴性的，但它是一个排他性的疾病，需要在排除肿瘤等其他疾病后才能确定。一般使用小剂量激素后患者症状改善明显。经过适当治疗后，患者的病情一般可得到控制。

2 风湿性多肌痛的临床表现是什么

风湿性多肌痛的典型临床表现为颈部肌肉、肩胛带肌及髋部肌肉的疼痛僵硬，肌痛多为对称性分布，肩胛带肌往往最早出现疼痛症状，可隐匿或急性起病，严重者起床、翻身、穿衣、梳头、上楼和下蹲、起立等活动受限制。患者还常伴有低热或中度发热、乏力困倦、纳差、体重减轻、关节痛等非特异性症状，一般没有肌力减退、肌肉萎缩或压痛，一般为良性过程。

3 风湿性多肌痛如何诊断

风湿性多肌痛的诊断无特异性实验室指标。老年人出现不明原因的发热、血沉增快，并伴有头痛、举臂、穿衣、下蹲及起立困难，在排除肿瘤等其他疾病后要考虑 PMR 的可能。可以根据以下 6 条特征做出诊断：①年龄 50 岁以上；②近端肢带肌疼痛僵硬持续 4 周及以上；③血沉 ≥ 50mm/h；④小剂量糖皮质激素（如泼尼松 10 ～ 15mg/d）治疗反应好；⑤抗核抗体和类风湿因子阴性；⑥可以除外其他因素所致肌肉疼痛症状。

④ 风湿性多肌痛如何治疗

风湿性多肌痛仅采用非甾体抗炎药治疗常难以奏效，而小剂量糖皮质激素即可取得良好疗效。一般开始剂量为泼尼松 10 ～ 20mg/d，24 ～ 48h 内肌痛可明显减轻，大多数患者第 1 周内血沉迅速下降，4 周内血沉、CRP 恢复正常。如果服用激素 1 周内症状无明显改善要怀疑 PMR 诊断是否正确。PMR 经治疗病情稳定 2 ～ 4 周后，激素可逐渐减量，维持量为 5 ～ 7.5mg/d，激素减量不宜过快，多数患者需服用激素 1.5 年左右。

⑤ 风湿性多肌痛的中医治疗方法有哪些

风湿性多肌痛的中医治疗可采用中药内服或针灸外治等疗法。其中，中药内服可根据患者病期酌情选用蠲痹汤、乌头汤、独活寄生汤、参苓白术散、六味地黄丸、柴苓汤、薏苡仁汤等加减化裁；针灸外治可选择足太阳膀胱经项部和手太阳小肠经肩部穴位，如风池、天柱、天宗、肩中俞、臑俞、曲池等以及阿是穴，或以足太阳膀胱经及督脉取穴为主，配合局部取穴如大椎、肾俞、风门、命门、委中、承山、环跳、秩边等，还可以请专科医生选择方案。

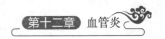

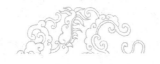

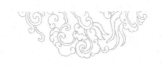

1 什么是血管炎

　　血管炎是一组与血管坏死及炎症有关的疾病。多数病因不明，较明确的病因有血清病、药物变态反应及感染，其中乙肝病毒感染已证实是多种血管炎的病因。临床上，血管炎分为原发性和继发性两大类。可以引起血管栓塞，导致局部缺血，然后引起局部组织梗死。发生在大血管还可能引起动脉瘤，如内膜剥离形成动脉夹层。

2 血管炎为什么称为系统性血管炎

　　"血管炎"确切地说，应该称为"系统性血管炎"。之所以冠以"系统"二字，是因为血管炎可以累及到人体的各个系统。其实，这也容易理解，因血管无处不在，病变自然也可以多部位发生了。常见累及的器官及表现有，肺部出现弥漫性、间质性或结节性病变，可以有咳嗽、气急、呼吸困难等表现；出现血尿、蛋白尿，且发生率高，常较早出现肾功能减退；出现肝区不适、肝功能损害；出现无脉、双侧肢体血压差异增大；因向颅内供血的血管发生病变，可引起脑缺血的症状，颅内血管炎可引起颅内出血或结节样病灶，供应周围神经的血管发生病变，可以引起神经病变而出现神经感觉、运动障碍；韦格纳肉芽肿患者（血管炎中的一种），可有鼻咽部肉芽肿样病变，出现鼻塞、鼻出血等症状；很多血管炎患者都会出现皮疹、皮肤血管改变，有时皮疹是患者唯一的临床表现，如过敏性紫癜患者，可见皮肤出血点、出血斑，有些患者表现为结节样病灶，似蚊叮虫咬后出现的疙瘩，在变应性血管炎、白塞综合征等病患者中，都会出现这种皮损；此外还有关节痛、消化道症状等。

❸ 血管炎有哪些全身症状，要和什么疾病鉴别呢

血管炎的全身症状没有特异性，如发热、头痛、乏力、周身不适、多汗、体重减轻、肌肉疼痛等。由于这种发热不是由感染引起的，所以通过抗生素、抗结核、抗真菌、抗病毒治疗后，体温不能得到控制。发热虽是血管炎的突出临床表现，也是恶性肿瘤常见的（在某些患者可能是首发的）临床症状，因此在诊断血管炎之前，应该与各种恶性肿瘤进行鉴别，以免造成恶性肿瘤漏诊。另外，血管炎的临床症状与红斑狼疮、多发性肌炎/皮肌炎、类风湿关节炎等有很多相似之处，但是这些经典的风湿性疾病有比较明确的分类标准，在实验室检查时，可以发现一些特异性较高的自身抗体，因此比较容易判断，而血管炎除了通过病变组织的切片检查、血管造影等有一定创伤的检查方法外，少有特异性高的诊断手段。

❹ 血管炎可以治愈吗

目前尚无法治愈。但是，并非所有的患者都会终生发病，部分患者的血管炎只在短时间内活动，大部分时间处于静止期。疾病处于静止期的患者，可以进行正常的生活和工作。一定要找专科医生早期诊断、早期治疗，力争在内脏功能损害之前给予积极治疗，就可以明显改善预后。

❺ 荨麻疹与荨麻疹性血管炎如何鉴别

在持续时间上，血管炎时间较长，为24～72小时，荨麻疹则小于24小时；在皮疹特点方面，血管炎有明显的疼痛及烧灼感、痛觉过敏，靶心红斑和多形红斑，皮疹消退后可留有色素沉着、鳞屑及紫癜。荨麻疹一般在24小

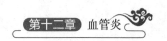

时内迅速消退，退后不留痕迹，无疼痛；在实验室检查方面，血管炎患者血沉、C 反应蛋白均明显升高，荨麻疹则无明显变化。

6 血管炎可以用中医药治疗吗

血管炎种类繁多，即使是同一种病，轻重程度也有很大差别，因此预后差异也很大。中医认为，本病初期多为实证，以血热或湿热者居多，局部皮损红肿疼痛，出现结节、风团、丘疹、紫癜、溃疡，治以清热祛湿、凉血化瘀为主，用药如大黄、玄参、紫草、金银花、薏苡仁、赤芍等。时间一久，由实证转为虚证，或虚中夹实，表现为暗红瘀斑结节，而且患者出现疲倦、睡眠变差或遇寒病情加重的情况，患处症状变得更加严重，治以温经散寒、益气活血化瘀为主，用药如附子、炮姜、当归、人参等。建议接受专科医生正规治疗。

7 血管炎患者在日常生活中应该注意什么

血管炎患者宜多吃新鲜蔬菜，如菠菜、油菜、胡萝卜、白菜等含维生素 C 较高的蔬菜，饮食忌辛辣，绝对不能抽烟，因为吸烟是导致很多血管炎加重的诱因。不喝酒。定期复查，在专科医生指导下服药，血管炎患者常常需要使用糖皮质激素（如强的松），应注意补钙、晒太阳及适当锻炼，以免发生骨质疏松。

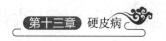

第十三章 硬皮病

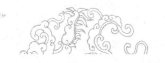

① 什么是硬皮病，为什么会得硬皮病

　　硬皮病，又称系统性硬化症（SSC），是以局限性或弥漫性皮肤及内脏器官结缔组织纤维化、硬化及萎缩为特点的结缔组织病，其主要特点为皮肤、滑膜、骨骼肌、血管和食道出现纤维化或硬化。有些内脏器官，如肺脏、心脏、肾脏和大小动脉也可有类似的病变。本病的严重程度不等，轻者只有手指和脸部皮肤受累（局限型），严重的硬皮病患者可有广泛的皮肤改变，累及胸腹部和背部（弥漫型），以及肾脏、心脏等重要器官受累，病情进展凶险者可危及生命。

　　有关硬皮病的病因目前仍没有完全研究清楚。有人认为可能与细菌或病毒感染有关系。环境因素对发病也有影响。有人认为本病妇女多见，提示女性激素参与发病。还有人调查发现，本病发病有家族聚集现象，说明本病的发病受到遗传因素影响。

② 什么是雷诺现象

　　雷诺现象是由于寒冷或情绪激动引起发作性的手指（足趾）苍白、发紫然后变为潮红的一组综合征，也称雷诺综合征。没有特别原因者称为特发性雷诺综合征，多无潜在疾病，肢端器官多无器质性病变；继发于其他疾病者，则称为继发性雷诺综合征，而继发性雷诺综合征多是继发于某种全身性疾病，

81

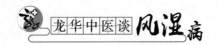

肢端血管常有器质性病变。但是雷诺现象以继发性多见，尤其是免疫系统疾病导致，风湿免疫系统中又以硬皮病多见。所以出现雷诺现象的人，尤其是处于育龄期的女性，最好是进行风湿免疫系统检查以明确病因。

❸ 硬皮病患者手指为什么会变短

约有 90% 的硬皮病患者有雷诺现象，特点是四肢末端接连出现苍白、发紫和潮红，多发生于上肢，常因寒冷或情绪激动而诱发。雷诺现象是硬皮病最常见的首发症状，约 70% 的患者首发症状为雷诺现象，其原理在早期为局部小动脉痉挛，以后可因为血管内皮细胞肿胀缺血而出现指端溃疡及瘢痕，手（足）末节坏死或软组织及指骨因缺血而被吸收变短。

❹ 硬皮病会引起肺部病变吗

约 2/3 的硬皮病患者会有肺部的受累，最常见的症状就是运动时气短，活动耐力减低，常伴干咳。硬皮病引起的肺部病变，多是肺间质纤维化和肺动脉血管病变，两者常同时存在，但往往以一种病理过程占主导地位。在弥漫性硬皮病伴 Scl-70 阳性的患者多是肺间质纤维化较重，CREST 综合征（系统硬皮病的一个亚型）以肺动脉高压较明显。对于肺间质性病变可查肺部高分辨 CT 以了解病情，对于肺动脉高压则可通过心脏彩超进行评估。

❺ 硬皮病和反流性食管炎有关吗

反流性食管炎是由胃、十二指肠内容物反流入食管引起的食管炎症病变。主要发病机制是引起食管胃运动动力障碍导致了反流。据文献报道，约 85% 的硬皮病患者会有食管动力功能障碍的症状，引起食管正常动力减低，导致食管对酸性反流物的抵抗大为下降，因此出现反流性食管炎症状，比如反酸、胸骨后疼痛等，甚至可以出现严重的吞咽困难。

❻ 硬皮病为什么容易引起肿瘤标志物水平升高

有研究表明，在 SSc 患者中 CA724、CA199、CEA 等血清肿瘤标记物水

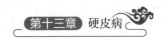

平的升高是一种相对常见的现象，考虑可能与 SSc 累及多系统相关。因此，对于硬皮病患者中肿瘤标记物阳性的患者并不一定考虑肿瘤，但应定期复查胃镜及胸部 X 线等检查，长期跟踪随访。

7 硬皮病患者容易罹患肿瘤吗

北京协和医院对近 23 年来系统性硬化症并发恶性肿瘤的患者进行分析总结，发现系统性硬化症并发肿瘤的发病率为 3.9%，而正常人的肿瘤发病率为 0.3% 左右，发病率明显高于正常人，肿瘤以肺癌、女性生殖系统肿瘤为主。因此建议对重点人群和部位定期筛查。女性系统性硬化症患者要定期进行乳腺、生殖系统检查；对肺间质病变且病程大于 5 年的患者，需定期复查胸部 CT。

8 硬皮病有什么并发症吗

硬皮病是一种以皮肤变硬为主要表现形式的免疫系统疾病，如果此病不及时治疗，可能会导致一系列的并发症，如胃肠道平滑肌的损坏、甲状腺纤维组织损坏、关节损伤、肾脏损伤或肾功能障碍、心肌纤维组织损害等。

9 中医怎么治疗硬皮病

硬皮病属于中医"皮痹"范畴。中医对硬皮病的治疗主要分为内治法、外治法、针刺治疗三个方面。内治法以整体观念为主导进行辨证施治，一般认为硬皮病病理因素为"瘀、寒、痰"，故多是采用活血化瘀、温阳散寒、补肺健脾、祛痰通络等法。同时外治法也是治疗硬皮病非常重要的方法之一，临床治疗时多采用内服配合中药外洗共同治疗。另外，可予针灸调和气血、疏通经络。中医对本病的认识远远早于西医，积累了丰富的临床经验，一些疗效确切的临床验方的作用机制，已得到现代药理学的证明。

10 对表现为雷诺现象的患者中医怎么进行护理

雷诺现象的发作有明显的诱因，比如情绪紧张或激动、双手过度劳累、接触冷水、受冷风刺激及使用振动工具等，因此患者在日常生活中应加强防护，对减少发病具有重要意义。从中医角度而言，多认为雷诺现象以气虚血瘀、阳虚寒盛为发病的主要因素，情志刺激、外受寒邪为发病的重要条件。临床根据辨证不同常选用当归四逆汤、阳和汤、黄芪桂枝五物汤等益气温阳方药为主，活血化瘀并重。还可以配合外治法缓解雷诺现象，促进局部血管扩张、刺激血管增生、改善皮肤变硬等，可根据病情选用桂枝等温通经络药及当归、川芎等活血行血药外洗。患者平时在日常生活中需要保持心情舒畅，心态平和，不要过度劳作，同时可加强体育锻炼，增强体质，注意手足保暖，饮食宜清淡，忌食肥甘厚味。

11 药物也会引起硬皮病样改变吗

一些患者在接受某些特定药物治疗后会出现硬皮病样改变。诱导硬皮病的药物很多，其中以博来霉素诱导的硬皮病最为多见，另外还有紫杉烷、顺铂等抗肿瘤药物，其他还有二甲麦角新碱、可卡因、干扰素等其他非抗肿瘤药物。药物诱导的硬皮病多呈局限型系统性硬化症，较少伴有雷诺现象、内脏器官受累，自身抗体多为阴性或非特异性自身抗体阳性。最主要的治疗手段是停止使用致病药物，多数患者在停药后病情逆转，常用于自身免疫性疾病的免疫抑制治疗对于药物诱导型硬皮病也有效。

12 硬皮病患者日常生活中应如何调养

除合理用药外，硬皮病患者日常生活中若能避免加重病情的诱因，则更有利于疾病的控制。由于患者有明显的雷诺现象，因此患者应避免精神紧张和过度劳累，避免经常摩擦肢端，避免寒冷刺激，注意保暖。食道是患者常见受累的部位，患者进食时应细嚼慢咽，少食多餐，避免辛辣过冷、过烫的食物，以细软易消化的食物为宜。进餐后稍走动后再躺下，以免发生食道反流。不要饮酒，忌烟，避免感冒，避免滥用药物。还要保持乐观的生活态度，定期随访，配合医生积极治疗。

第十四章 多肌炎与皮肌炎

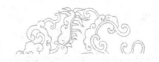 多发性肌炎（PM）和皮肌炎（DM）是一种疾病吗

皮肌炎和多发性肌炎（简称多肌炎）都被归于自身免疫疾病，虽然名字类似，但是他们是不同的两种疾病。皮肌炎是指不但有横纹肌炎症，还有皮肤病变，例如眼睑有紫红色皮疹，特别是上眼睑，并且眼眶周围还会出现水肿，还会存在皮肤角化、增厚等现象。在发病机制上，皮肌炎主要是体液免疫机制，而多发性皮肌炎则是由 T 细胞介导造成的损害。皮肌炎和多发性皮肌炎的病因目前都不清楚，但是这两种病都带有很明显的种族差异，例如亚洲、非洲儿童皮肌炎的发病率比欧洲和美洲高。在症状上的区别主要在皮肌炎有皮肤损害，而多发性皮肌炎则没有。在诊断标准上，两者共有的是对称性近端肌无力、肌肉活检证实、血清肌酶活性增高、肌电图呈肌原性损害，若还存在皮肌炎的典型皮疹，则诊断为皮肌炎，若无则是多发性皮肌炎。

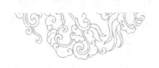 多肌炎和皮肌炎一定需要肌肉活检吗

多肌炎和皮肌炎的诊断，目前临床仍多采用 1975 年 Bohan 等的标准：①对称性近端肌无力；②肌肉活检异常；③血清肌酶升高；④肌电图示肌源性损害；⑤典型的皮肤损害。确诊多肌炎当符合 1～4 条中任何 3 条，确诊皮肌炎当符合第 5 条加 1～4 条中任何 3 条。肌肉活检是多肌炎和皮肌炎确

诊的重要标准之一，在高度怀疑是多肌炎或皮肌炎但仍未满足诊断标准时，则需进一步做肌肉活检，以明确诊断。

③ 多肌炎和皮肌炎主要治疗方法有哪些，能彻底治愈吗

多肌炎和皮肌炎主要以激素和免疫抑制剂治疗为主，其他治疗方法为辅，遵循个体化的原则。①糖皮质激素：一般为泼尼松口服，症状严重者可大剂量甲基泼尼松龙冲击治疗；②免疫抑制剂：常用的有甲氨蝶呤、硫唑嘌呤、环孢霉素 A、环磷酰胺、羟氯喹等；③其他疗法：对于复发性和难治性患者，可使用静脉免疫球蛋白注射，生物制剂（如抗肿瘤坏死因子抗体、抗 B 细胞抗体），血浆置换；其他辅助治疗如三磷酸腺苷、新斯的明、大剂量维生素 E、维生素 C、鱼肝油等，都有助于疾病的恢复。目前医学上还没有可以彻底治愈多肌炎和皮肌炎的方法，但通过正确及时的治疗，可以有效控制病情，减缓病情发展，部分患者可恢复正常状态，病情较少复发。

④ 多肌炎和皮肌炎患者使用激素的方法

激素为治疗多肌炎和皮肌炎的首选药物，使用原则是早期、足量和长期用药。用量依病情而定，一般急性发病者采用静脉或肌肉给药，缓慢发病或病情稳定后采用口服给药。病情得到控制后逐渐减量，以临床表现和肌力测定、血清肌酶水平 3 项评定治疗效果。激素减量速度不宜过快，一般每次减量不超过原剂量的 1/5，维持量为 5 ～ 20mg/d，激素疗法至少应维持 2 ～ 3 年，部分患者可完全停药，大部分患者需长期维持。

⑤ 多肌炎和皮肌炎患者什么情况下算是病情缓解？何时可以 考虑停药

多肌炎和皮肌炎患者病情是否缓解主要从临床表现、肌力测定和实验室指标三方面来评定。患者无明显不适的症状，肌力测定也已恢复正常，实验室指标如肌酶、血沉、CRP 也正常，则一般可认为病情缓解。能否停药仍需专科医生对患者进行综合评估后决定。此外，即使停药后，仍需于专科门诊

定期随访。

6 多肌炎和皮肌炎常见的并发症有哪些

①肺部受累：皮肌炎最常见的肺部病变为间质性肺炎、肺纤维化和胸膜炎，具体表现为胸闷、气短、咳嗽、咳痰、呼吸困难和紫绀等。肺部受累是影响皮肌炎预后的重要因素之一。②心脏受累：最常见的表现是心律不齐和传导阻滞，严重者可出现心力衰竭，这也是导致患者死亡的重要原因之一。③其他器官受累：肾脏受累的表现，如蛋白尿、血尿、管型尿；消化道受累的表现，如吞咽困难、饮水呛咳、上腹胀痛等；关节受累表现，如关节肿痛。所以对多肌炎和皮肌炎患者要密切关注并发症，及时处理。

7 皮肌炎与肿瘤有关系吗

成人合并肿瘤的发生率高，尤其是 50 岁以上的患者。肿瘤可与皮肌炎同时发生，但多见的是先出现皮肤、肌肉症状，数月甚至数年后才发现恶性肿瘤。因此，对治疗效果不好和中年以上的皮肌炎患者均应行系统检查，以排除肿瘤。少数患者临床上有典型的肌炎，但肌肉活检却未能发现典型的病理改变，此类患者合并肿瘤的可能较大。皮肌炎伴发肿瘤的类型存在差异性，常见的包括鼻咽癌、卵巢癌、乳腺癌、黑色素瘤、结肠癌和非霍奇金氏淋巴瘤等。

8 多肌炎和皮肌炎患者可以用中药治疗吗

大多数学者将多肌炎和皮肌炎归为中医"痿证"范畴。《素问·生气通天论》云："湿热不攘，大筋软短，小筋弛长，软短为拘，弛长为痿。"而且说痿证与脏腑关系密切，治疗上要"独取阳明"。我们认为，脾为后天之本，脾主四肢、肌肉，脾气亏虚则四肢肌肉失于气血濡养，而肝主筋，肾主骨，肝肾不足则筋骨失养而致肢体不用，这些在中医学文献中有着丰富的记载。在中医学理论指导下，用中药为主辨证治疗多肌炎和皮肌炎，取得了一定的效果，可以请有经验的风湿免疫科医生处方用药。

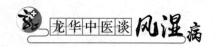

⑨ 多肌炎和皮肌炎能预防吗

虽然多肌炎和皮肌炎的病因和发病机制尚未明确阐明，但是如果控制了皮肌炎和多发性肌炎有关的发病因素和条件，还是可以预防或者减轻皮肌炎和多发性肌炎的发病。可以注意以下几个因素：①控制病毒感染和弓形体感染的传染途径，减少感染的机会；②对可以诱发肌病和肌酶改变的药物，如青霉胺、他汀类药物，在使用此类药物的过程中，要密切关注用药反应，避免肌病的发生；③对有免疫缺陷（补体缺失）或风湿病倾向的患者，要注意避免免疫接种、药物等诱发肌炎的因素。

⑩ 影响多肌炎和皮肌炎预后的因素有哪些

在皮质类固醇激素应用之前，本病的死亡率相当高，由于激素和免疫抑制剂的应用，使得本病死亡率显著下降，大部分患者经过治疗可获痊愈或缓解。5 年或 8 年生存率分别达 80% 和 73%，儿童多肌炎和皮肌炎疗效更好。伴有下列因素的患者常常治疗效果较差（预后不好），如发病年龄大，起病急剧，伴有吞咽困难、间质性肺炎、心脏受累以及伴有恶性肿瘤者。多数患者死于恶性肿瘤、呼吸循环衰竭、严重感染等。

⑪ 多肌炎和皮肌炎患者可以生育吗？会遗传吗

多肌炎和皮肌炎患者是可以生育的，但必须以病情得到适当控制为前提。患者在妊娠前需请风湿免疫科的医生对其病情进行评估，并对其药物和药量调整以降低对胎儿的影响，保证安全妊娠。尽管有研究报道了与皮肌炎可能相关的遗传基因，但本病的家族内发病现象仍然少见。

⑫ 多肌炎和皮肌炎患者应该做怎样的肌肉护理

多肌炎和皮肌炎患者的护理一般原则：急性期应卧床休息，可做简单的关节和肌肉的被动活动，每日 2 次，以防止肌肉萎缩，但不鼓励做主动活动；恢复期可进行适量轻度活动，但动作不宜过快，幅度不宜过大，根据肌力恢复程度，逐渐增加活动量，功能锻炼应避免过度疲劳，以免血清酶升高。每日可轻轻按摩肌肉，尽量自己料理生活，以减慢肌力下降速度，提高协调能力，延缓肌肉萎缩的发生。同时，避免日光直射曝晒或受冻，以免增加肌肉、皮肤的损害。

🔢 多肌炎和皮肌炎患者日常生活中应如何保养

皮肌炎患者由于有光敏感现象，光照后会使皮损加重，故日常生活中应尽量避免日光照射，外出时佩戴帽子、手套等。慢性期肌无力和肌痛不明显时应进行适量的功能锻炼。辅以按摩、电疗、水浴等方法以避免肌肉的萎缩。急性期皮损、肌无力较重，肌酶很高，应卧床休息，并积极治疗。本病难以治愈，应坚持正规服药，要遵从医生医嘱，不要轻易减停激素。另外，患者应避免寒冷等不良刺激，预防感染，多食高蛋白、高热量食物，保持乐观的态度，保证足够睡眠，避免劳累。由于妊娠可诱发本病加重，故应尽量避免妊娠和人流。妊娠并非绝对禁忌，但宜在有经验的医师指导下进行。

🔢 多肌炎和皮肌炎患者饮食该注意什么

本病患者宜多食高蛋白、高热量食物。有吞咽和呼吸肌受累者，宜抬高头位，勤翻身，进食时取坐位，不能坐者则取侧卧位，头朝下，防止误吸，细嚼慢咽，少量多次，食物不能太稀或太稠。

第十五章 自身免疫性肝病

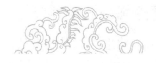 什么是自身免疫性肝病

自身免疫性肝病是指机体的免疫系统以肝脏作为相对特异的攻击对象的一类疾病。同其他的自身免疫性疾病一样，自身免疫性肝病也是因为机体由于种种外界因素，如感染、环境、药物、遗传基因的变化等，不能识别"自我"，而攻击了自身组织所引起。由于这一组疾病主要攻击了肝细胞或者胆管细胞，导致了组织的坏死和炎症反应，故而统称为自身免疫性肝病。此病在欧洲以及北美发病率较高，亚洲黄种民族中较为少见。临床上可以出现黄疸、发热、皮疹、关节痛等多种表现，实验室检查可以出现高球蛋白血症、自身抗体阳性。

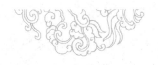 自身免疫性肝病有哪几种

临床上，我们根据自身免疫系统攻击对象的不同，将自身免疫性肝病分为自身免疫性肝炎（AIH）、原发性胆汁性胆管炎（PBC）、原发性硬化性胆管炎（PSC）和自身免疫性胆管炎（AIC或称线粒体抗体阴性PBC）。它们的临床表现、治疗和预后各有不同，但由于它们都是肝脏组织受到了攻击，故而有时患者也可以同时或者先后出现两种疾病的表现，这个时候我们可以称之为重叠综合征。

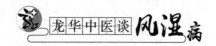

③ 自身免疫性肝病有哪些临床表现

自身免疫性肝炎（AIH）的患者以女性多见，发病年龄在 16 ～ 60 岁之间，约 1/3 的患者起病较急，就像我们常见的急性病毒性肝炎一样，可以出现发热、乏力、食欲减退、呕吐、腹胀、黄疸等症状。但仍有 2/3 的患者发病较为隐匿，仅仅有食欲不振、乏力等表现。原发性胆汁性胆管炎（PBC）的患者仍以中年女性多见，可以出现不明原因的皮肤瘙痒、乏力、黄疸和体重下降伴右上腹不适。原发性硬化性胆管炎（PSC）的患者中男性多见，好发于中青年，临床表现同前两者相似，可出现黄疸伴发热和肝区不适，1/4 的患者可能没有任何症状。

大多数自身免疫性肝病的患者常常没有明显的临床表现，经常由于肝功能异常或肝硬化或伴发其他疾病时通过实验室检查得以发现。

④ 哪些人群容易得自身免疫性肝病

出现上述肝病的临床表现，同时伴随肝功能的异常，在很多肝科的疾病的中都可以见到，但大部分患者可能是由脂肪肝、病毒性肝炎、酒精性肝炎，或者是近期服用过可能引起肝损害的药物及遗传性肝病引起的。

自身免疫性肝病的患者与其他肝病患者不同，因为自身免疫功能发生了异常，很多患者会合并有其他自身免疫性疾病。自身免疫性肝炎（AIH）常见的伴发病有甲状腺炎、溃疡性结肠炎、类风湿关节炎、白癜风、Ⅰ型糖尿病、溶血性贫血等；约 80% 的原发性胆汁性胆管炎（PBC）的患者可以合并有各种自身免疫性疾病，其中以干燥综合征最为常见，此外还有自身免疫性甲状腺炎、类风湿关节炎、皮肌炎、混合性结缔组织病、系统性红斑狼疮、硬皮病或 CREST 综合征；有 70% ～ 75% 原发性硬化性胆管炎（PSC）患者会伴发炎症性肠病，其中以溃疡性结肠炎居多。因此，对于患有自身免疫性疾病的患者来说，有必要进行自身免疫性肝病的筛查。

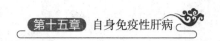

⑤ 哪些检查提示可能患有自身免疫性肝病

除了出现肝功能的异常之外，同许多自身免疫性疾病一样，在自身免疫性肝病的患者中也可以检测到多种抗体，对诊断具有重要的价值。目前研究发现，很多抗体都与自身免疫性肝炎（AIH）相关，如抗核抗体（ANA）、抗平滑肌抗体（SMA）、抗肝肾微粒体抗体（LKM-1）、抗肝细胞胞质抗体-1型（LC-1），抗肝胰自身抗体（SLA/LP）等。M2 型 AMA 是原发性胆汁性胆管炎（PBC）的特异性抗体，大约一半的患者也可以检测到 GP210 和 SP100 的抗体。pANCA 与 ANA、SMA 同时出现，对原发性硬化性胆管炎（PSC）的诊断有较高的意义。对于有胆汁淤积的患者，可以通过胆管造影来帮助诊断。有时医生会建议一部分患者做肝穿刺，取得活检病理，以帮助鉴别诊断，判断疾病的程度。

⑥ 自身免疫性肝病需要如何治疗

对于自身免疫性肝炎的患者，免疫抑制剂是患者的首选治疗。其中，糖皮质激素单独或联合硫唑嘌呤的治疗最为常用。同时，由于激素使用会引起骨质疏松，因此应加用维生素 D 或者口服钙片来防治骨质疏松。熊去氧胆酸是治疗原发性胆汁性胆管炎的首选药物，早期使用效果好，可以延缓病情和减缓肝纤维化，免疫抑制剂对本病目前还没有明确的效果。此外，原发性胆汁性胆管炎的患者还容易出现乏力、皮肤瘙痒的情况，需要及时对症处理。熊去氧胆酸也是治疗原发性硬化性胆管炎的首选药物，如果疗效不佳的患者，也可以考虑糖皮质激素或甲氨蝶呤等其他免疫抑制剂的联合应用。此外，由于疾病会引起胆管炎症和纤维化，造成胆管的狭窄，引起胆汁的淤积，故而对于突然出现的黄疸，可以考虑行内镜治疗。自身免疫性肝炎晚期步入肝硬化阶段时，可以进行肝移植，定期复查。

⑦ 中医对肝病的认识

根据肝病的临床表现，可见于中医的"黄疸""虚劳""胁痛""鼓胀"等病症描述中。中医认为肝与胆相为表里，主藏血，具有贮藏和调节血液的功能；主疏泄，主要表现在调节精神情志，促进消化吸收，以及维持气血、津液运行等方面，肝疏泄功能失常，会影响胆汁的分泌排泄，故见黄疸、呕吐苦水；肝逆犯胃，导致气机升降失常，故见胁痛，泄泻；肝失疏泄，故见情志不舒，烦闷不喜；肝不藏魂，故见睡眠不佳，多梦易醒。急性发病时，常表现为湿热蕴结，故以清利湿热为主，对于慢性起病者，中医认为"久病必瘀"，故对于慢性肝病的治疗，常以扶正化瘀为治疗大法。风湿病合并自身免疫性肝病时，常因肝功能轻度异常、实验室检查抗体阳性而发现，尚未出现肝硬化等终末期肝病表现，也无急性肝炎时的身目发黄等症，但临床存在口干、乏力、纳差、寐差等烦劳不适，常以肝郁脾虚多见，治疗以疏肝健脾为主。

⑧ 自身免疫性肝病患者的日常起居应注意哪些

子午流注中讲到肝胆两经工作于夜间 11 点至凌晨 3 点，此时，各个脏腑的血流都流经肝脏，此时肝脏的解毒作用也达到了最高峰。因此，人在此时也应顺应自然，保证充足的休息，故而良好的作息习惯非常重要，应避免加班、熬夜，及时休息补充体能，让肝脏得以充分发挥调节气血的作用，从而消除疲劳、乏力等不适。肝主疏泄，具有调畅情志的作用，如情志不舒，郁郁寡欢，或情绪急躁易怒，均可伤及肝脏，引起疾病的反复，故保持心情的平和愉快，有利于疾病的稳定。

⑨ 自身免疫性肝病患者宜食用哪些食物

对于肝病的患者来说，饮食宜清淡，要避免摄入高脂肪、高蛋白等难以消化的食物，应多吃新鲜蔬菜、水果。中医素有"五色饮食"的说法，肝主青色，因此，疾病早期，可多吃一些青色的食物，例如菠菜、芥蓝、青瓜、绿豆、冬瓜等，具有滋阴润燥，舒肝养血的功效。此外，"肝性喜酸"，根据酸味入肝的原理，可在日常多食用一些酸味食物，如山楂、山茱萸、枸杞子、五味子等保肝敛肝之品。少食辛辣、油腻食品，少饮酒。此外，脾为气血生化之源，气血生化有源则肝血充沛，因此适当吃一些健脾益气的中药，如党参、山药、茯苓、白术、薏苡仁、扁豆等，对调养肝脏也大有裨益。对于肝硬化晚期的患者，要选择新鲜、细嫩、易消化的软食，补充大量维生素，根据医生建议视病情补充蛋白质。

⑩ 自身免疫性肝病患者如何进行运动

适宜的运动锻炼对肝病患者是有益的，但在具体的实施中还应注意一些具体的事宜。急性肝炎和慢性肝炎发作期不适宜活动，宜卧床休息。如病情比较稳定、精神状态较好时，可在床上伸展四肢，放松身体，深呼吸，每次锻炼 15 ～ 20 分钟，每日 1 ～ 3 次，可增强机体内部的调节功能。在疾病稳定期，可按劳逸结合、动静相间的原则进行适当的锻炼，目前比较肯定的适合肝病患者的项目有散步、太极拳、运动体操、按摩等。要掌握适当的运动量，不宜做剧烈的腹部运动如仰卧起坐等，以避免因腹压变动较大而牵扯肝脏包膜，引起肝区不适。运动量以运动后微汗为宜。

通过运动，可以条达肝气，使气血运行，一方面可以舒畅情志，改善头晕、失眠等症，另一方面可以促进血液循环，改善肝区胀满、疼痛、不适等症状。

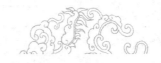

第十六章 白塞综合征

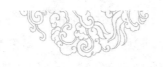

1 什么是白塞综合征，它是一种性病吗

白塞综合征是一种血管炎。1937 年，由土耳其皮肤科医生白塞（Behcet）首先报告了一种以口、眼、外阴病变为特点的疾病。之后，以他的名字命名此病，这就是白塞综合征，又称贝赫切特综合征。这种血管炎并非由细菌等微生物感染引起的，而是一种无菌性炎症。众所周知，人的血管是遍布全身的，因而，这种血管炎性疾病也是一种全身性、多系统的疾病，它可以累及皮肤、黏膜、眼、心血管、胃肠、泌尿、关节、神经等许多部位，引起以眼部、口腔、外阴炎症和溃疡为主要表现的疾病，统称为口、眼、生殖器三联征。但本病并非一种性病，也不会传染。

2 白塞综合征严重吗

不同表现的贝赫切特综合征患者预后不同，多数患者病情长期处于缓解 – 复发交替的状态；部分患者经有效治疗后能痊愈；仅表现为口腔溃疡或皮疹的患者预后较好；表现为系统受累者，如眼部、神经系统和肠道受累，不治疗则预后不好，严重者会导致失明、肠穿孔或死亡，所以需积极治疗，并且治疗越早效果越好。

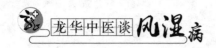

3 什么是结节红斑

结节红斑多见于年轻女性，春秋季好发。发病往往先有发热，全身不适，伴肌痛和关节痛，少数还可出现关节红肿，活动受限。随后成批出现对称性或略对称性、疼痛性结节，一般结节略高于皮面，中等硬度，表面热，好发于小腿伸侧。结节持续几天或几周后逐渐由鲜红变为暗红、紫红，最后变为黄绿色，终至消失，遗留暂时性色素沉着。多不发生溃疡，不留萎缩疤痕，但可反复发作。实验室检查可无异常发现。

4 针刺后针孔上总有一个小包，这是针刺反应吗

针刺反应是指在针刺过后，于针眼处先出现小丘疹，再逐渐增大，周围发红，继而出脓疱，此症状最长可持续一个月左右。补液过后的小包称为丘疹，如丘疹小于 2mm，并在 3 天内可消退，此为针刺反应阴性，当这个小包大于 3mm，甚至有脓疱出现时考虑为针刺反应阳性，对诊断白塞综合征有较高的特异性。

5 为什么要重视复发性口腔溃疡

口腔溃疡是一种很常见的疾病，大多是良性溃疡（阿弗他溃疡），但如果经常反复口腔溃疡，一年中发作 3 次以上，同时又反复发生眼睛的红、肿，甚至生殖器溃疡，这时就应该警惕，可能口腔溃疡是一种全身性的疾病——白塞综合征的部分表现，需要到综合性医院的风湿免疫科就诊，有时需要眼科、口腔科医师合作，才能使疾病得到较好的治疗。

6 白塞综合征生殖器溃疡的主要特点是什么

白塞综合征生殖器官症状主要为外生殖器溃疡，大约有 60% 白塞综合征患者可产生生殖器溃疡，男性多见于阴囊和阴茎，亦可引起附睾炎。女性多在阴唇发生溃疡。溃疡大小与口腔溃疡相似或较深，疼痛明显。一般发作间隔期远较口腔溃疡长，为数月或一至数年。

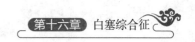

7 为什么反复"红眼睛"要警惕白塞综合征

我们通常所说的红眼睛是指眼睛的充血或者出血，是日常生活中较为常见的一个症状，很多人都有过"红眼睛"的经历，然而当这样的症状反复发作时就需要警惕了。白塞综合征是一种以血管炎为主要表现的自身免疫性疾病，其眼部受累的概率为 60% ～ 80%，临床上除"红眼睛"外，还可伴视物模糊、视力减退、眼睛痛、怕光、流泪、异物感等表现，且主要为双侧受累，若同时伴有口腔溃疡则更需至风湿免疫科做进一步检查以排除白塞综合征。

8 白塞综合征患者出现视力下降怎么办

白塞综合征患者发病时，外周淋巴细胞亚群比例失调，淋巴细胞针对眼睛产生免疫反应；通过细胞毒作用、迟发超敏反应以及形成循环免疫复合物、激活补体等方式，产生和吸引大量炎症细胞和炎症因子到眼部，导致眼睛发生炎症，出现红肿、疼痛、畏光、视力下降等症状，此时患者应及时到眼科就诊，评估病情，以免造成视力损伤。

9 白塞综合征会影响神经系统吗

会的，白塞综合征主要累及中枢神经系统，周围神经受累较轻，仅表现为肢体的麻木和无力及感觉障碍。中枢神经系统受累表现为脑炎、脑膜炎、脑脊髓炎等，症状和体征多样，无特异性。

10 白塞综合征的预后怎样

白塞综合征的预后与疾病发生的部位、发作的严重程度、复发的频率相关，有大动脉瘤、累及中枢神经系统、累及眼睛者预后不良，男性比女性预后差，眼部受累可导致失明，主要死亡原因是动脉瘤破裂及颅脑并发症。

11 白塞综合征患者一定要服用激素吗

并非所有白塞综合征患者都需要服用激素，当患者出现严重的眼炎，有神经系统受累，有严重的血管炎，伴有较严重的器质性病变，长期发热，且其他药物不能改善症状时才需服用激素控制病情。

12 反应停可以治疗黏膜溃疡吗

可以。反应停治疗白塞综合征主要用于有严重皮肤、黏膜病变，因其有抗炎、抗血管新生的功能，临床有较好疗效。反应停常见的副作用为不可逆的周围神经病变，多数人表现为手麻，另外还有便秘、头晕、体位性低血压、嗜睡、心动过缓等，用药过程中要注意观察。

13 经常外阴溃疡怎么办

生殖器溃疡患者应尽量避免食用辛辣肥腻之品，忌烟酒及刺激性食物。生殖器溃疡表面会覆盖灰白色坏死组织或黄白色脓性分泌物，在外阴清洗时不易擦去，影响行走。此类患者可每天用温开水洗患处，保持局部的清洁，溃疡期禁止性生活，避免骑自行车或长时间步行。选择棉质内裤，男性经常外翻清洁包皮。会阴部溃疡用 1∶5000 的高锰酸钾冲洗，用 0.1% 的新洁尔灭冷湿敷，溃疡表面喷促生长因子喷剂，有利于愈合；用金霉素软膏涂患处，可避免创面与内裤因发生粘连而摩擦。此外，可用中成药膏，如冰硼散、锡类散、珠黄散、青黛散/膏等外敷外阴溃疡。用中药熏洗：①黄柏 30g，苦参 30g，儿茶 15g，煎汤熏洗外阴，以利湿解毒敛疮，治疗外阴溃疡下焦湿热并重者。②金银花 20g，野菊花 30g，蒲公英 30g，苦参 30g，大黄 20g，黄柏 20g，煎汤熏洗外阴，以清热解毒利湿，治疗外阴溃疡热重于湿者疗效显著。

14 白塞综合征患者如何过性生活

白塞综合征是以口腔溃疡、生殖器溃疡、皮肤和眼部病损为特征。口腔溃疡好发于唇、舌尖、舌腹、口底、颊、齿龈、腭部黏膜，外生殖器溃疡在男子好发于龟头、冠状沟、包皮、尿道口，女性好发于大小阴唇、阴道、宫颈口。生殖器溃疡比口腔溃疡大而深，疼痛程度却较轻。由于患者外生殖器发生溃疡、疼痛，愈后形成瘢痕，严重影响性交及性交快感。患者害怕诱发溃疡，尽量避免性生活，进而导致性功能障碍。患者皮肤黏膜对各种刺激极为敏感，性生活时接吻、拥抱抚摸，会导致口腔溃疡及皮肤感染。治疗本病的药物多为激素和免疫抑制剂，对性功能均有不良影响，抑制男性生精能力，降低性欲。因此，在有生殖器溃疡时，一般不宜性交，生殖器溃疡愈合后才可以恢复。若有较严重的并发症，要积极综合治疗，病情完全控制后可恢复性生活。性生活时，尽量减少对皮肤黏膜的刺激。

15 白塞综合征患者是不是火太大了？要多吃点清火的东西吗

白塞综合征患者所表现的口腔、生殖器溃疡即眼部、生殖器的炎症，中医认为属于"火热之邪"致病。我们日常生活中所说的火太大，通常指的是实火，而白塞综合征患者则不全是"实火"，有半数以上甚至更多的人是"虚火"所致，此类患者由阴虚所致，不可一味清之，更不可过食寒凉之物，以防损伤胃气，变生他病。

16 白塞综合征患者饮食上要注意什么

白塞综合征患者宜少吃烧烤、油炸和油腻食物，如牛肉，羊肉，狗肉，驴肉等。不食辛辣燥热之物，如辣椒、生葱、生姜、大蒜、烟、酒。宜选择清淡化湿之品，如平常多食赤小豆、绿豆、西瓜、冬瓜、薏苡仁及新鲜的蔬菜和水果。在口腔溃疡期，避免过硬、过热及刺激性食物，溃疡严重时可进食流质、半流质的食物，这样方便进食，千万不要因为怕痛而少吃甚至不吃。要多吃一些容易消化的食物，如豆制品、鸡蛋等，在溃疡发作期还要注意少食多餐。要注意饮食的营养搭配，均衡饮食，在坚持每天食用鱼、肉等荤菜外，还必须多吃新鲜的蔬菜、瓜果，从各个方面补充各种营养物质。

第十七章 成人 Still 病

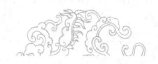 **反复发热、皮疹、关节痛，医生说是成人 Still 病**

　　成人 Still 病是一种病因未明的以长期间歇性发热、一过性多形性皮疹、关节炎或关节痛、咽痛为主要临床表现，并伴有周围血白细胞总数及粒细胞增高和肝功能受损等系统受累的临床综合征，目前病因和发病机制尚不清。如果出现反复发热、皮疹、关节痛，并排除肿瘤、感染的话建议考虑成人 Still 病的诊断。

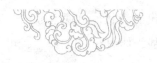 **为什么会得成人 Still 病**

　　目前成人 Still 病的病因和发病机制仍不十分清楚。该病的发生与感染、遗传、免疫抑制有关。感染因素包括链球菌、葡萄球菌、流感病毒、风疹病毒、EB 病毒、肺炎支原体等。

③ 成人 Still 病容易误诊为哪些病

　　（1）感染性疾病：需特别注意败血症、脓肿和某些病毒感染。病毒感染（乙肝病毒、巨细胞病毒、风疹病毒等）、细菌性心内膜炎、脑膜炎菌血症、结核病、莱姆病、梅毒和风湿热等。

　　（2）恶性肿瘤：白血病、淋巴瘤、免疫母细胞淋巴结病。

（3）其他风湿免疫疾病：系统性红斑狼疮、类风湿关节炎、干燥综合征、混合性结缔组织病、血管炎等。

（4）其他疾病：结节病、克罗恩病等。

4 哪些表现要高度怀疑成人 Still 病

（1）发热是本病最突出的症状，出现也最早。典型的热型为傍晚时分体温骤然升高，伴或不伴寒战，体温在 39℃以上，可自行退热至正常。一般每日发作 1 次。

（2）皮疹多见于躯干及四肢，也可见于面部。呈橘红色斑疹或斑丘疹，通常与发热伴行，呈一过性。

（3）通常有关节痛或关节炎。早期呈少关节炎，也可发展为多关节炎，可伴有肌痛。

（4）外周血白细胞显著增高。主要为中性粒细胞增高，血培养呈阴性。

（5）血清学检查，多数患者类风湿因子和抗核体均为阴性。

（6）多种抗生素治疗无效，而糖皮质激素治疗有效。

5 怎么才能判断是成人 Still 病的咽痛而不是一般感冒咽痛

在发病早期确实很难判断。成人 Still 病的咽痛常在疾病早期出现，有时存在于整个病程中。发热时咽痛出现或加重，退热后可缓解。可伴有颈部淋巴结的肿大及触痛，扁桃体肿大，咽拭子培养阴性，抗生素治疗对咽痛无效。感冒导致的咽痛发病较急，病程较短，常伴有鼻塞流涕等症状，如果没有并发症，一般 4 ～ 10 天会痊愈。

6 幼年 Still 病与成人 Still 病有什么区别和关系

幼年 Still 病，现称为幼年型特发性关节炎，多见于男性，年龄为 16 岁以下，临床表现多为关节症状，用非甾体抗炎药多可控制病情；而成人 Still 病在女性的患病率稍高，有较多的并发症，治疗也更为复杂。目前比较倾向的结论是成人 Still 病与幼年型特发性关节炎属于同一类疾病。

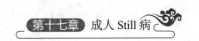

7 成人 Still 病的皮疹有什么特点

成人 Still 病典型皮疹为橘红色斑疹或斑丘疹，皮疹形态多变，也可呈荨麻疹样皮疹、靶形皮疹。皮疹主要分布于躯干、四肢、面部、颈部。本病皮疹的特点为一过性皮疹，随发热而出现（傍晚），热退后皮疹亦常消失（次日清晨），而且消退后多不留痕迹。约 1/3 患者由于衣服、被褥的摩擦、人为搔抓、热水浴等因素，使得受刺激相应部位的皮肤皮疹加重，并可伴有轻度瘙痒。

8 成人 Still 病的关节痛有什么特点

成人 Still 病常累及膝关节、腕关节、踝关节、肩关节、肘关节和手部小关节。发病早期出现关节痛的关节数量少，以后受累关节增多，呈多关节炎。早期关节症状可随发热出现，很少有侵蚀破坏，但有数年病程后，晚期关节有可能侵蚀破坏变形。

9 成人 Still 病的并发症严重吗

成人 Still 病的并发症比较严重的有暴发性肝功能衰竭、心包填塞、弥散性血管内凝血（DIC）、成人呼吸窘迫综合征（ARDS）或噬血细胞综合征（HPS）等，所以要高度重视，接受积极正规治疗。

10 成人 Still 病的治疗方法有哪些

（1）非甾体抗炎药：1/4 患者经合理使用非甾体抗炎药可以控制症状，使病情缓解。有胃肠、肝、肾及其他器官疾病的患者应优先选用选择性 COX-2 抑制剂（塞来昔布）。一般非甾体抗炎药要使用足量，病情缓解后应继续使用 1～3 个月，再逐渐减量。定期复查血常规、肝功能、肾功能，并注意不良反应。

（2）糖皮质激素：如口服的美卓乐、强的松，静脉用的甲强龙等。

（3）改善病情的抗风湿药物：首选甲氨蝶呤。若单用甲氨蝶呤效果不佳

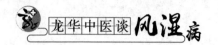

可联合其他 DMARDs 药物（来氟米特）。重症患者还可以使用环磷酰胺冲击治疗。

（4）生物制剂：类克、恩利、修美乐、益赛普、阿那白滞素、妥珠单抗等。

（5）植物药：白芍总苷、雷公藤、青藤碱。

（6）免疫球蛋白：对于重症患者可用丙种球蛋白冲击治疗。

（7）抗生素：不能排除感染时酌情使用抗生素。

（8）求医：可至正规医院寻求中医治疗。

11 成人 Still 病患者老是发热怎么办

　　成人 Still 病患者老是发热，需尽快就诊，切勿自行盲目服药治疗。因为除了成人 Still 病活动外，也有可能由感染或者其他原因所致。成人 Still 病患者的发热特点是常于傍晚时分体温骤然升高，伴或不伴有寒战，体温达 39℃以上，但不经退热处理第二日清晨体温可自行降至正常。一般发热每日发作一次，也可每日发作两次。两次发作之间体温可降至正常。发热常持续一周甚至更久的时间。发热时可出现皮疹、咽痛、关节痛加重，退烧后症状也会随之减轻。因此，医生需要根据病情变化及实验室检查，诸如血常规、血沉、铁蛋白等指标来确定是否为感染或是疾病活动导致的发热，从而调整药物及用法用量。

12 成人 Still 病会反复发作吗

　　20% 的患者 1 年内全部症状消失且不再复发，但许多患者在后续几年内反复发作多次或者持续有疾病的活动。不同患者的病情、病程不同，呈多样性，多数患者缓解后易反复发作。部分存在慢性持续活动的类型，最终出现慢性关节炎，有软骨和骨质破坏，临床表现似类风湿关节炎。

13 成人 Still 病日常饮食需要注意些什么

　　成人 Still 病患者饮食无须特殊忌口，若无食物过敏均可食用，建议平时

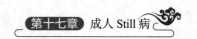

注意营养平衡，多吃新鲜蔬菜，水果，高蛋白质饮食。

14 对于成人 Still 病中医是怎么认识的

　　大多数医者认为本病的初期以邪实为主，邪实多以风、湿、热、瘀为主；后期可致本虚标实，本虚为肝肾不足。急性期，发热为主者多从温病卫气营血、伤寒六经辨证论治；以关节痛为主者，则宜从痹证论治；缓解期发热，正气未虚，邪实为主，从伏邪、湿温论治；若正气亏虚，可从内伤发热论治。目前中医对本病的研究还不够深入，但通过配合中医辨证论治，可以有效改善临床症状和体征，减少西药毒副作用。

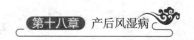

第十八章 产后风湿病

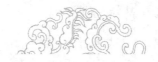 什么是产后风湿病

"产后风"就是"产后风湿病"的俗称。产后风湿病是指育龄妇女产后或者人工流产术后及坐月子调护不当而感受风寒湿邪所引起的以肢体、关节酸困疼痛，麻木不适，怕风、怕冷为主要表现的疾病。此病看上去很像风湿病，但查风湿病的实验室指标多为正常，使用常规抗风湿药物也无效果，因而称之为"产后风湿病"。

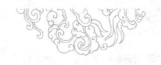 哪些人容易得产后风湿病

早在唐代《经效产宝》中对本病就有论述，书中指出"产后中风，身体疼痛，四肢弱不遂"。因此，中医很早就有"产后风""产后痹"的名称，认为其病机多是先天气血不足，产后百脉空虚导致风寒湿入侵，痹阻经络而致；或为怀孕生产中情志不畅或饮食失调，导致肝郁脾虚，气血运行不利而致痹。房屋阴冷潮湿、过度劳累、沐浴后未及时揩干等都是产后风湿的重要原因。有关专家的临床研究发现，高龄分娩、难产、剖腹产、多次流产等对"产后风"的发生与发展有某种影响，这几种产妇患上产后风湿病的概率明显升高。

❸ 产后出现关节痛要做检查吗

一些患者产后出现关节痛，或者听之任之任其自我恢复，或者到处求民间验方，这些都是不妥的。风湿免疫性疾病多发于育龄期妇女，由于性激素对免疫系统的影响，妊娠可能诱发风湿性疾病。故产后出现关节疼痛，腰背痛持续不解，还是应该至风湿病专科进行相关的检查，排除风湿免疫病。

❹ 治疗产后风湿中医有什么好办法吗

中医在治疗产后风湿上有着丰富的经验，早在唐代《经效产宝》中对本病就有论述，书中指出"产后中风，身体疼痛，四肢弱不遂"。产后气血大亏，百脉空虚。妇女在月子里筋骨腠理之门大开，气血虚弱，不慎致风寒湿邪侵入，临床症状为浑身怕冷、怕风、出虚汗，活动后关节疼痛，遇冷、遇风则疼痛症状加重，严重者夏天穿棉衣。由于产后风湿无特异性理化检查，其临床表现更多为患者自身主观感受，因此西医学对本病尚无有效的治疗方法，一般而言，对产后风湿多采用内外治结合的治疗方法。对于病情较轻的产后风湿患者，如仅表现为身体的部分关节肌肉怕冷、怕风，而疼痛不明显者，因其体内气血尚充足，可单采用外治法促邪外出，可选取具有温经散寒、疏风祛湿、通络止痛的中药，如艾叶、透骨草、威灵仙、干姜、附子、鸡血藤、红花等，进行中药泡洗、中药热敷、中药熏蒸等治疗，还可采用针刺、艾灸等外治法激发体内阳气，疏散体内风寒湿等邪气。而对于病情较重的产后风湿患者，可以在医生指导下口服药物扶助体内气血，从根本上增加机体抗邪能力，在此基础上再配合外治法促邪外出，标本兼治。对于病史长久的产后风湿患者，除应坚持内外治结合治疗外，还可以在每年的三伏天进行穴位贴敷治疗，即"冬病夏治"。因为三伏天是一年中气温最高、阳气极旺的时候，此时人体内的阳气也处于最为充盛的状态，此时进行穴位贴敷治疗最易刺激穴位、激发经气，是温煦阳气、驱散寒邪的最好时期。因此，产后风湿患者在三伏天进行穴位贴敷治疗，可以防止疾病在冬季发作或加重，每年坚持治疗，可以祛除体内的沉寒痼疾。

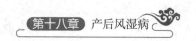

5 中药会影响哺乳吗

在哺乳期发热的妈妈服用中药最好在医师的指导下进行，宝宝自身胃肠功能发育不完善，某些药物进入乳汁，宝宝食用后可能会造成胃肠不适，导致消化不良，食欲减退，或是引起腹泻等情况，出现上述情况可停止哺乳改为奶粉喂养。

6 产后风湿病预后好吗

在产后风湿病的治疗中，患者需要注意长期坚持。产后风湿的治疗是一个漫长的过程，其治疗周期长、起效慢，需要从根本上调整患者的体质，增强抵抗外邪能力。因此是否能坚持治疗决定了本病的预后。

7 月子里得的风湿痛通过再怀孕能消除吗

民间常有"月子病靠再坐月子能痊愈"的说法，但怀孕分娩时所得的风湿痛则要视具体情况而定。若为一般由于受寒或产后气血亏虚所致的关节痛确实可通过一定的调养而好转，但不一定非要再坐一次月子；若是属于系统性风湿病，如系统性红斑狼疮、类风湿关节炎、皮肌炎等引起的关节痛，由于这些风湿病的发生一定程度上与患者体内性激素水平升高有关，再次怀孕分娩只能使性激素水平再次升高而很可能再次引发上述风湿病或导致病情加重，对这种情况只能劝患者慎重对待第二次怀孕，特别在有风湿活动征象如关节痛严重时应避免再次怀孕。

8 产后风湿会好吗

产后风湿病如排除器质性风湿免疫病后，一般经过适当的调养或辅以中医药治疗，均可好转或治愈。但也有少部分患者为风湿病发病的先兆或因情绪失控最终形成产后抑郁症，此部分患者需要接受长期诊治或心理疏导。

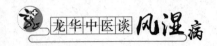

⑨ 产后风湿病患者适合吃什么

产后风湿病患者的日常饮食不但要吃得有营养，而且还要合理搭配，营养均衡。产妇气血亏虚，不能抵抗风、寒、湿邪，因此产后风湿患者一定要多吃一些容易消化且又富含营养的食物，如米粥、面条、馒头、鸡蛋等。中医学认为药食同源，无论是大米、小米，还是大麦、小麦等均具有温中补虚、益气养血的作用。对于鸡蛋，《本草纲目》记载其能益气补血，尤其以蛋黄补血功效为佳。由此可见，产后风湿患者可以将米粥、面条、馒头、鸡蛋等这一类食物作为日常主食。可以搭配一些易于消化又富含养分，具有益气补血作用的食物，如红枣、猪肝、乌鸡、桂圆、红糖等，这一类食物量不用很多，可以和主食搭配在一起食用，增强益气补血的功效，如红枣小米粥、猪肝粥、桂圆粥、乌鸡汤煮面条、红糖鸡蛋等。由于上述主食及辅食都具有益气补血的作用，总体来说性味偏于温热，长期服用有温燥伤阴的弊端，容易使产妇出现便秘、燥热等不适，可以选择与一些蔬菜一起食用，如油菜、胡萝卜、西红柿、黄瓜、油麦菜、茄子、冬瓜等。产后风湿患者还可以多喝一些汤，因为汤中浓聚了食材中的精华，且十分容易被消化吸收。可以选择乌鸡、排骨、鲫鱼、猪蹄等具有温补功效的食物，搭配红枣、枸杞、桂圆、花生、当归、黄芪等。

⑩ 产后风湿病患者不适合吃什么

产后风湿病患者在日常饮食中还需注意一些细节和禁忌，如夏季避免食用冰镇的水果，冬季进食水果时可以把水果切块，用开水过一下，防止太凉，可以多吃一些温热性的水果如葡萄、龙眼、樱桃等。产后风湿病患者应该避免吃一些辛辣生冷的食物，因为这些食物可以进一步耗伤本来已经虚弱的气血，同时还容易滋生体内的寒湿，加重病情。

⑪ 产后风湿病患者能通过汗蒸治疗吗

是否能够汗蒸取决于个人体质。一般说来，中医认为"汗血同源"，认为

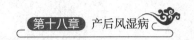

汗和血都是津液所化。生产或小产后本已气血不足，再用汗蒸方法，血随汗出，虚上复虚，故不宜汗蒸。具体可请教中医专科医生。

12 产后风湿病患者可以体育锻炼吗

得了产后风湿病，不要剧烈活动，可以适当做些散步、打太极等活动，活动量以微微出汗即可，以达到行气活血的目的。

第十九章 纤维肌痛综合征

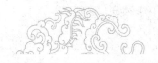 **什么是纤维肌痛综合征**

　　纤维肌痛综合征（FMS）是一种病因不明的以全身广泛性疼痛以及明显躯体不适为主要特征的一组临床综合征，常伴有疲劳、睡眠障碍、晨僵以及抑郁、焦虑等精神症状。而且大多数FMS患者压痛点的分布具有一致性，已确定9对（18个）解剖位点。FMS可分为原发性和继发性两类。前者为特发性，不合并任何器质性疾病；而后者继发于骨关节炎、类风湿关节炎、系统性红斑狼疮等各种风湿性疾病，也可继发于甲状腺功能低下、恶性肿瘤等非风湿性疾病。FMS在临床上比较常见，好发于女性，多见于20～70岁人群。

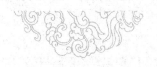 **纤维肌痛综合征的临床表现是什么**

　　纤维肌痛综合征的临床表现主要包括广泛对称分布于肌腱、肌肉及其他组织中的压痛点，持续存在的肌肉疼痛，疼痛性质常为烧灼痛、啃噬痛、酸痛或隐痛；晨僵或持续整天的肌肉僵硬感；疲劳感、筋疲力尽、精神不振感及起床时的困倦感；失眠、易醒、多梦等睡眠障碍；其他症状如手足麻木和怕冷、认知障碍、思考困难和短期记忆丧失、头痛或偏头痛、眩晕、焦虑或抑郁等。

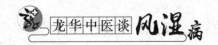

③ 风湿性多肌痛和纤维肌痛综合征是一回事吗

风湿性多肌痛和纤维肌痛综合征是两种不同的风湿病。两者都以肌肉疼痛为主要症状，疼痛部位接近，但纤维肌痛综合征多见于年轻人，是一种非器质性疾病，无血沉及C反应蛋白的异常升高，糖皮质激素治疗反应不佳，且纤维肌痛综合征患者常伴有睡眠障碍或情绪障碍，有固定的压痛点。

④ 中医药治疗纤维肌痛综合征有什么特色吗

依据纤维肌痛综合征伴有全身多处疼痛这一重要特征，将该病归属于中医学"痹证"之"周痹""肌痹"或"行痹""痛证"等范畴，也有学者将其归为"郁证"范畴。从中医理论看来，痹证发病不仅是感受外邪所致，内伤七情也是一个不容忽视的致病因素。《素问·痹论》曰："风寒湿三气杂至，合而为痹也。其风气胜者为行痹；寒气胜者为痛痹；湿气胜者为著痹也……所谓痹者，各以其时重感于风寒湿之气也。"《中藏经·论痹》曰："痹者，风寒暑湿之气中于人脏腑之为也……而有风痹，有寒痹，有湿痹，有热痹，有气痹""气痹者，愁思喜怒过多，则气结于上……宜节忧思以养气，慎喜怒以全真，最为良矣。"中医药治疗纤维肌痛综合征注重整体观念，进行辨证论治，发挥独特的优势。在中药方面各家理论不同，有祛风除湿、温经散寒、滋阴清热、疏肝解郁等治则治法，通过中药内服及针灸、推拿、中药熏蒸、刮痧、火罐等多种手段治疗发挥重要作用。中药内服可选用逍遥散、温胆汤、天王补心丹、越鞠丸、柴胡疏肝散、身痛逐瘀汤、桃红四物汤等；针灸外治以足太阳膀胱经、督脉穴、华佗夹脊穴及部分阿是穴等为主。

⑤ 纤维肌痛综合征有特效疗法吗

对于纤维肌痛综合征的患者，需要让其认识到紧张、压力是病情持续和加重的重要原因。西药治疗以抗抑郁药为首选药物，可明显缓解疼痛，改善睡眠。非药物治疗主要为疏导患者心理，尚没有治疗纤维肌痛综合征的特效疗法。目前，阿米替林是被证明有确切疗效的药物，但并非只服此药即可药到病除，而是应从认知行为、止痛、改善睡眠、物理疗法、运动疗法、针灸等多方面综合治疗以达到减轻痛苦的目的。纤维肌痛综合征的治疗是综合性的，绝非门诊短时间即可诊断或几种药物就可解决，而是要给予患者更多的关注和关怀。